내 몸을 살리는 시리즈 13

침향에게 묻다 침향에게 듣다

김동명 · 이상건

추천의 글 I

'기운을 뿜어내는 고가의 영물(靈物)'

:

　오랜 세월 동안 인류는 침향(沈香)을 '왕의 향기가 담긴 희귀한 식물 수지(樹脂)', '영험한 약효가 있는 약재(藥材)', '기운을 뿜어내는 고가의 영물(靈物)', '자연이 빚은 천연 공예품(工藝品)', '소장 가치가 매우 높은 예술품(藝術品)' 등으로 부르며 역사, 문화 종교, 철학적으로 최고의 가치를 인정해 왔다.

　이와 같은 찬사에 걸맞게 한의학에서는 침향(沈香)을 매우 소중히 다뤘다. 왕의 전유물로, 모든 약의 제왕으로, 모든 향(香)의 제왕으로 알려진 침향은 향기만 맡아도 기력이 회복되고 우리의 정신 신경계를 바로 안정시켜주고 긴장된 심신을 편안하게 이완시켜 주는 데 도움을 주는 약재로 매우 중요하게 취급되어 왔다.

　그런데 예부터 고가이고 희귀해 흔히 사용하기가 요원한 약재로 우리에게 멀어져 있었다. 요즈음에는 매향(埋香)을 하거나 자연에서 그대로 채취했던 과거에 비해 동남아시아에서는 침향나무를 많이 재배하여 침향을 생산하고 있다.

이제 침향(沈香)은 알게 모르게 우리 주변에 가까이 와 있다. 단순 예술품이나 약재로 쓰임보다 침향 향(香)으로 우리의 심신을 안정시켜주는 흡각요법, 따뜻한 물 한 잔에 소량의 침향을 풀어서 음용하는 방법 등으로 우리에게 가까이 와 있는데 우리는 침향에 대한 정리가 부족하고 잘 모른다.

독자 여러분은 여기 두 연구가의 글을 통해 침향에 대해 올바로 이해하고, 잘 사용하여 천년향기가 온몸에 퍼져 마음이 편해지는 침향의 심오함과 오묘함을 느끼면서 새롭고 신선한 감동을 얻길 바란다.

특히, 차가버섯 채취를 위해 시베리아를 누비고 다니면서 많은 고생을 했고, 그 후 동남아시아에서 침향을 연구하고 돌아와 'Q&A' 형식으로 침향에 대한 소중한 글을 남긴 김동명 연구가의 노고에 박수를 보낸다. 아울러 제자 이상건 박사의 '침향의 본초학적 소략과 향기 담은 약재'라는 글을 통해 향(香)에 관한 본초학적 소견을 접해 보면 침향과 향에 대한 많은 공부가 될 것으로 사료(思料)된다.

전 원광대학교 본초학교실 주임교수. 한의학 박사 신민교

향 중에서도 최고 명품

⋮

저는 침향을 전혀 모릅니다. 실물을 본 적도 없었습니다. 다만 고문헌에서 출현하는 글자로서 자주 접하곤 했을 뿐입니다. 그러니 침향 사진 몇 컷을 보았다 해서 침향을 안다고 할 수가 없지요. 더군다나 침향은 이름에서도 보여주듯이 향이 나는 나무인데, 생김새만으로는 그 향을 상상하기 불가능했습니다.

저는 『임원경제지』라는, 조선 최대의 실용백과사전을 19년째 번역하고 있습니다. '조선의 브리태니커'라는 별명을 갖고 있는 거질의 고전이지요. 이 속에는 총 16개의 '지(志)'라는 독립분야로 구성되어 있습니다. 18세기 말 19세기 초반의 서유구(徐有榘, 1764~1845)라는 분이 썼습니다. 서유구는 동시대의 대학자 정약용(丁若鏞, 1762~1836)에 버금가는 학식을 갖춘 분이지요. 이 고전에는 향촌의 일상생활에 필요한 거의 모든 지식과 정보들이 들어 있습니다. 그러다 보니, 이 책에는 온갖 사물과 생물의 이름이 부지기수로 나오고, 그 사물이나 생물들로 만든 물건이나 음식, 의약품 등도 함께 등장하기 마련입니다.

침향이라는, 듣도 보도 못한 물건 또한 그 과정에서 조우했습니다. 침향은 『임원경제지』에 무시로 등장합니다. 침향이 나무이기에, 우선 기물을 제작하는 재료로 사용되었습니다. 주로 선비의 서재에 들어가지요. 예를 들어 붓을 걸어놓는 붓걸이, 붓 담을 붓통, 먹, 책장을 만드는 데 쓰였습니다. 또한 침향으로는 옷에 차는 작은 칼인 패도(佩刀)의 자루와 칼집을 만들기도 했습니다. 이런 쓰임에 사용하면 모두 고급스런 물품으로 탄생되었습니다.

또한 냄새 나는 옷을 보관하면서 향기 나도록 하기 위해서도 침향을 사용했지요. 요즘의 섬유유연제에 쓰이는 방향제 역할인 셈입니다. 하지만 침향은 홍화로 염색한 붉은색 계통의 의복을 변색시키기도 한다고 하여, 그런 옷과 함께 두지 않도록 주의해야 한다는 경계를 남기기도 했습니다.

시골 선비의 교양을 다룬 『임원경제지』 '유예지(游藝志)'에서는 중국 전통의 악기인 금(琴)을 연주할 때 향을 피우면 아취(雅趣)를 더욱 즐길 수 있다고 했습니다. 다만 이때 아무 향이나 피우면 안 되고, 향기가 맑고 연기가 적은 향을 피워야 한다는 조건을 붙였지요. 향의 진한 연기가 코를 찌르게 되면 좋은 흥취를 크게 떨어뜨리게 된다는 이유를 들었습니다. 여기에 맞는 향 중 하나가 침향이라 했습니다. "밤은 깊고 인적은 고요한데, 달이 처마를 밝게 비출 때 수침향(水沈香)을 피워 놓고 옛 곡조를 연주하면, 이것이 복희(伏羲) 시대의 사람과 무엇이 다르겠는가"라고 하여 그 운치가 중국 고대의 성인이 살던 시대와 비견된다고 하기도 했습니다.

침향은 무엇보다도 그 자체가 향(香)입니다. 향 중에서도 최고 품등 중 하나였지요. 뿐만 아니라 여러 향료를 섞어서 새로운 향료를 제조할 때도 들어가야 하는 중요한 재료 중 하나였습니다. 예를 들어, 취선향(聚仙香)·경진향(慶眞香)·장중향(帳中香)·아향(牙香)·인향(印香)·신령향(信靈香) 등 무려 향 19종의 재료로 쓰였던 것입니다. 『임원경제지』에는 이런 향들을 제조하는 방법도 상세히 설명했습니다.

침향이 무엇인지에 대해서, 문화예술 생활을 주제로 한 『임원경제지』'이운지(怡雲志)'의 "침수향(沈水香)" 조에서는 다음과 같이 설명했습니다.

"침수향은 교지(交趾, 베트남 북부)에서 나는 밀향수(蜜香樹)이다. 그곳 사람들은 이 나무를 가져와서 우선 그중에 오래된 노목(老木)의 뿌리를 자른다. 해가 지나면 그 겉껍질과 줄기는 모두 썩어 문드러지지만, 나무 심재와 가지 마디는 썩지 않는다. 이 가운데 단단하고 검으면서 물에 가라앉는 부분이 곧 침향(沈香)이다. 반은 뜨고 반은 가라앉아서 수면과 수평이 되는 부분은 계골향(鷄骨香)이 된다. 가는 가지가 단단하고 꽉 차 있어 문드러지지 않는 부분은 청계향(靑桂香)이 된다. 그 줄기는 잔향

(棧香)이 되고, 그 뿌리는 황숙향(黃熟香)이 되며, 그 뿌리와 마디가 가벼우면서도 큰 부분은 마제향(馬蹄香)이 된다. 6가지 물건은 똑같이 한 나무에서 나왔지만 정제(精製)되거나 조잡(粗雜)한 차이가 있다." 이에 따르면, 밀향수라는 나무에서 추출된 부위나 그 성질에 따라 6종의 이름으로 불린다는 것입니다. 침향·계골향·청계향·잔향·황숙향·마제향이 그것입니다.

여기서 등급을 3개로 나누어 침향이 상등급이고, 잔향이 중등급이며, 황숙향이 하등급이라는 설명도 해 놓았지요.

"향의 등급은 일반적으로 3가지이니, '침향(沈香)'과 '잔향(棧香)'과 '황숙향(黃熟香)'이 이것이다. 침향은 물에 넣으면 곧 가라앉는다. 그 품등은 일반적으로 4가지이다. (중략) 그다음으로 잔향은 물에 넣으면 반은 뜨고 반은 가라앉으니 곧 침향이 반만 굳어졌다가 나무에 붙어 있는 향으로, '전향(煎香)'이라 쓰기도 한다. (중략) 그다음으로 황숙향은 곧 향이 가볍고 비어 있는 것인데, 민간에 '속향(速香)'이라 잘못 전해진 향이 이것이다."

그러나 침향을 실제로 조선에서 얼마나 어떻게 사용되었는지는 확실하게 언급하지 않습니다. 다만 저자 서유구 선생은 "우리나라 사람들이 구매하는 침향은 모두 잔향이나 황숙향의 종류이다. 진정한 침향과 같은 향은 아직 우리나라에 전해온 적이 없다."라는 자신의 설명을 부기했습니다. 이로 보아, 최상의 침향은 조선에 수입된 적이 없다고 추측해볼 수 있습니다.

　침향은 음료를 만들 때도 사용되었습니다. 말린 모과를 주재료로 하여 만든 건모과탕(乾木瓜湯), 차의 일종인 해아차(孩兒茶) 등 여러 재료를 넣어 만든 해아향차(孩兒香茶), 달여 만든 음료인 침향숙수(沈香熟水), 법제한 과일의 일종으로, 숙취해소의 효과가 있는 상단(爽團, 영약) 등의 주요 재료였습니다.

　중국 송나라의 가사도(賈似道, 1213~1275)라는 사람이 빚어 황제에게 진상했다는 장춘주(長春酒)를 만들 때도 쓰입니다. 장춘주는 몸의 습기를 제거하고, 비장(脾臟)을 실하게 하며, 몸속의 군더더기 진액이라 할 수 있는 담음(痰飲)을 제거하고, 체한 기운을 운행하게 하며, 혈맥을 자양하고, 근골을 튼튼하게 하며, 속을 여유롭게 하고 가슴을 상쾌하게 하여 음식을 잘 넘기게 하는 효능이 있다고 알려진 술입니다. 그 외에도 시어진 술을 좋은 술로 고치는 데 침향이 사용되기도 했습니다.

　이제까지 나열한 침향의 용도만 보아도 일상에서 다양한 분야에 유용하게 쓰였음을 알 수 있습니다. 그러나 침향이 가장 많은 용도로 활용된 분야는 치료의학과 예방의학과 관련되어 있습니다. 『임원경제지』의 치료의학 분야를 다루고 있는 『임원경제지』'인제지(仁濟志)'에서 침향을 치료약으로 사용하는 탕액(단방 포함)은 무려 140종에 달합니다. 치료하는 병도 매우 다양했지요. '인제지'에 소개된 그 탕액의 이름을 몇 개만 나열해 보면 다음과 같습니다. 침향온위환(沈香溫胃丸), 칠향원

(七香元), 배기음(排氣飮), 보진환(補眞丸), 보진고(補眞膏), 삼향산
(蔘香散), 황기십보탕(黃芪十補湯), 죽력달담환(竹瀝達痰丸), 순기도
담탕(順氣導痰湯), 청기척담환(淸氣滌痰丸) 등등.

　예방의학, 즉 보양을 위한 처방에도 사용되었습니다. 우선
보약 중에는 경옥고(瓊玉膏)에 들어가는 경우도 있습니다. 또한
정력이 약해진 남자나 임신을 못하는 여자에게 효력이 있다는
천일보진단(天一補眞丹)과 온제도두방(溫臍兜肚方), 오장의 노손
(勞損, 음허증)을 치료하고 진기를 보한다는 태상혼원단(太上混元
丹), 눈을 밝게 하여 100살에도 작은 글씨를 읽을 수 있게 한다
는 가미자주환(加味磁朱丸), 수염과 머리카락이 모두 검게 될 뿐
아니라 생명의 진원(眞元)을 단단하게 하는 효과도 빼어나다고
알려진 오수내보인인환(烏鬚內補人仁丸), 후사를 이어주고 원기
를 튼튼하게 하는 속사장원단(續嗣壯元丹)에 사용됩니다.

　여기에 더해 선전종자약주(仙傳種子藥酒)를 만들 때도 들어
갑니다. 이는 선가에서 전해 내려오는, 애기씨를 심어주는 약
주라는 뜻입니다. 이 술의 효능은 혼백을 안정시키고 안색을
좋게 하며, 골수를 메우고 정을 머무르게 하며, 음기를 자윤하
고 화기를 끌어내리며, 원기를 보하고 생리를 규칙적으로 하
게 하며, 근육과 뼈를 건장하게 하고 눈을 밝히며, 추위와 더위
가 침범치 않게 하고 온갖 병을 제거하여 아이를 가질 수 있도
록 한다고 합니다. 『임원경제지』 '보양지(葆養志)'에 나오는 내
용들입니다.

이토록 다양하면서도 유용했던 침향이 『임원경제지』속 곳곳에 있었기에, 저는 이 침향의 실제 모습과 그 효능이 몹시 궁금했더랬습니다. 하지만 이런 궁금증을 유발하는 재료나 물건이 『임원경제지』에 한두 개가 아니어서, 침향에 대한 저의 호기심은 불쑥불쑥 솟아올랐다 사라져버리는 명멸의 대상일 뿐이었습니다. 더더군다나 현재의 사용 여부를 전혀 몰랐고, 거기에 더 이상 관심을 기울일 만큼 시간이 허락하지 않았기에 더욱 그랬습니다.

　　이런 상황에서 질병의 치료를 위해 원대한 비전을 실천하시는 김동명 박사님께서 침향을 주제로 한 책을 내신다는 소식을 들었습니다. 원고를 보니 침향에 대한 연구가 매우 높은 수준에 도달했음을 알 수 있었습니다. 동서고금을 통틀어 침향의 시작과 끝을 탐구하려는 연구 과정의 일단을 살필 수 있었습니다.

　　180여 년 전 저술인 『임원경제지』에도 이토록 많은 정보가 들어 있을진대 이 책에서 그간 찾아내고 경험을 통해 확인한 침향의 실체와 실질적 효용성은 두말할 필요 없이 많은 진전이 있었으리라 크게 기대합니다. 침향을 활용할 수 있는 기술에서도 뚜렷한 성취가 있었을 터이기에, 이 책을 통해 침향이 현대인에게 보다 정확하게 알려지고 의미 있게 활용될 수 있는 기반이 마련되었다는 데에 진심 어린 축하를 드립니다.

　　2021. 12. 파주 임원경제연구소에서 소장 정명현

하늘 향기 침향(沈香)

:

향(香)의 제왕, 만약(萬藥)의 왕이란 칭호를 받는 침향, 예전이었다면 감히 일반 대중들이 쉽게 접할 수 없었던 신비스런 존재 '침향!'

황제나 왕의 전리품으로 고위관료나 귀족들의 사치품으로, 그들만의 세월 속에 묻혀 있었을 법하던 '침향'이 이젠 TV 방송이니 신문 등에서도 심심찮게 등장하고 있으며, 우리의 일상에서도 약재를 다루는 사람이나 건강식품을 만드는 사람에게서 침향 이야기를 어렵지 않게 들을 수 있습니다.

젠체하는 호사가들의 입담에는 침향이 더욱 신비로운 물질로 회자되어 '침향은 천년을 산다, 침향은 금보다 비싸다, 침향은 귀해서 구할 수 없다, 물에 가라앉아야 침향이다, 오묘한 침향의 향기에 눈물이 날 정도다, 대부분의 침향이 가짜다, 침향이 들어가야 공진단의 효과가 좋아진다.'는 등의 실제와 거짓을 구분하기 힘들 정도로 소문이 무성하기도 합니다.

이렇게 침향에 대한 관심이 고조되어서인지 신비의 물질

'침향'에 대해 물어 오시는 분도 많으십니다. 이에 '토부침향 과학연구팀'과 공조하여 침향에 대한 궁금증을 해소해드리기 위한 방편으로 그동안 침향 관련하여 발췌했던 다양한 정보와 실험 내용을 중심으로 침향에 대해 말씀드리겠습니다. 신비로운 침향을 만나보기에 앞서 '토부침향 과학연구팀'에서 바라보는 토부에 담긴 침향의 의미에 대해 알아보겠습니다.

토부 침향에서 토부(土部)에는 '약으로 쓰는 흙'이란 의미가 담겨 있습니다.

침향에 약으로 쓰는 흙이란 '토부'의 의미를 부여한 것은 침향이 천년의 세월 동안 흙속에서 땅의 정기인 지기(地氣)를 축적하며 서서히 최고의 영약으로 숙성되어 지금 우리 곁에 이르렀기 때문입니다.

『동의보감』'탕액편' '흙에서 만물이 탄생하므로 약물의 순서 중 물에 이어 두 번째에 놓는다.' 라고 하는 '土爲萬物之母故以土次之(토이만물지모고이토차지)'에서와 같이 흙은 중요한 약재이며, 토부(土部)에는 '약으로 쓰는 흙'이란 의미가 담겨 있습니다. 좋은 황토와 같이 색깔 있는 흙, 가마솥 밑의 아궁이 바닥의 흙이나 대장간 아궁이에 있는 재, 서까래 위의 먼지나 벽에서 긁어낸 벽토, 우물 밑의 모래와 동식물로부터 얻은 흙까지 어떻게 사용하느냐에 따라 모두 훌륭한 약재가 됩니다.

토부 침향에서 토부에는 '심히 좋았더라.' 라는 의미도 담겨 있습니다.

토부 침향의 토부에는 히브리어 'טוב(토부)'의 '한 사람 한 사람을 존귀한 존재로 지켜 세워주고 인간의 존엄성을 회복시켜 주니 심히 좋았더라.' 라는 의미를 담고 있습니다.

물질문명의 풍요로움 속에서 오는 상대적 박탈감과 괴리감으로 인해 현대인들의 정신건강이 피폐해지는 작금의 시절에 스스로를 존귀한 존재로, 스스로의 존엄을 지킬 수 있도록 도와주는 하늘 향기 '침향'은 기사회생의 약으로, 천년향기 담은 향 중의 향으로, 왕들이 항시 지니고 섭취하는 식품으로, 그 무엇과도 비길 수 없는 천연 공예품의 다양한 모습으로 우리 모두에게 이로움을 주고 있으니 어찌 좋지 않을까 싶습니다.

'침향에게 묻고, 침향에게서 듣는다.'에서도 각각 두 가지의 의미가 담겨 있습니다.

'침향에 묻는다'에는 침향에 대한 궁금한 점을 '침향에게 물어 본다.'라는 의미와 '하늘 향기 침향에 나의 마음을 묻어 띄운다.' 라는 두 의미를 담았습니다.

'침향에게서 듣는다'에는 침향에 대한 궁금증을 질문하고 '침향의 대답을 듣는다.'라는 의미와 향도의 문향(聞香)에서 한 자어 들을 문(聞)의 '듣다' 의미로 '침향의 천년향기를 몸으로 느끼고 채운다.' 라는 두 의미를 담아보았습니다.

향기로운 삶의 길을 열어주는 천상의 향기를 품은 좋은 침향을 만나기 위해서는 현명한 판단과 좋은 인연이 있어야 한다고 합니다.

자, 이제 나만의 천년향기 침향 속으로 함께 들어가 보실까요? 가슴을 열고 신비롭고 럭셔리한 침향 문화를 만나보시기 바랍니다.

목차

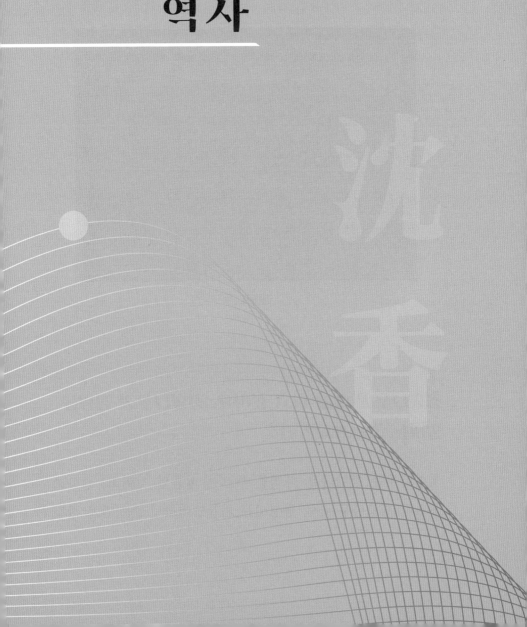

제1장

역사

: 침향은 무엇인가

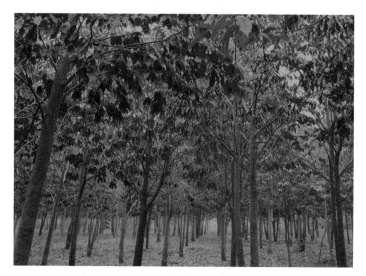

침향나무

침향나무에 대해 알고 싶어요. 침향나무가 침향을 말하는 것인가요?

침향나무는 침향나무 자체를 부르는 이름인 것이고, 침향은 오로지 침향나무 속에 형성되는 기름덩어리인 수지만을 일컫

는 것입니다. 침향이 침향나무에서만 형성되는 것이기에 침향의 기본이 되는 침향나무 역시 침향을 생산하는 중요한 요소라 할 수 있습니다.

침향나무는 쌍떡잎식물 도금양목 팥꽃나무과(Thymelaceae) 상록교목을 일컫습니다. 높이는 약 20~30m 정도까지 자라며, 직경은 60cm에 이르는 하얀 꽃을 피우는 나무입니다. 침향나무 꽃의 개화기는 3~4월이고 결실기는 5~6월로 잎겨드랑이와 가지 끝에 산형꽃차례를 이루며, 꽃의 수술은 10개 암술은 1개, 꽃부리와 꽃받침은 종 모양이며 끝이 깊게 갈라지고 안쪽에 털이 빽빽합니다. 침향나무 열매는 가늘고 길며 끝이 뾰족하고 중간쯤부터 아래쪽이 약간 볼록한 모양이고, 표면에 윤기가 흐르는 침향나무 잎은 5~7cm로 어긋나고 두꺼우며 가장자리가 밋밋하고 끝이 꼬리처럼 긴 타원 모양을 하고 있습니다.

이렇듯 침향나무 자체만을 보면, 다른 나무들과 별반 다른 것이 없는 평범한 나무에 불과합니다. 하지만 열악한 환경에서 숱한 세월을 외부의 침입으로부터 극복하며 자란 몇몇 침향나무는 세상 어디에도 없는 향긋한 기름 덩어리 수지를 만들어내게 되는데, 그것이 바로 우리가 귀하게 여기는 침향인 것입니다.

하지만, 모든 침향나무에 침향이 생기는 것이 아니라 일부 선택은 침향나무만이 침향을 잉태할 수 있습니다. 그리고 침향나무에 침향이 생기는 것은 맞지만 침향나무 자체를 침향이라고 부르지 않고, 침향나무의 수지만을 침향이라 부릅니다.

그럼, 정확히 무얼 침향이라고 부르는 것인가요?

침향나무가 오랜 시간 동안 성장하는 과정에서 상처를 입게 되면, 각종 병원균(세균, 곰팡이 등)이 침입을 하게 됩니다. 침향나무는 이들의 감염으로부터 자신을 보호하고 감염확산을 방지하기 위해 점도 높은 피토케미컬 액체 수지(樹脂)를 분비하여 스스로를 치유하게 되는데, 이 과정에서 수지와 진균조직이 침착되어 새로운 조직의 독특한 수지 덩어리가 형성됩니다. 우리는 이러한 침향나무의 수지조직만을 '침향'이라고 부르는 것입니다.

침향을 약 150여 개 향기 담은 각각 분자들의 알 수 없는 조합으로 이루어진 결정체라 부르기도 합니다. 그 이유는 침향의 형성이 침향나무의 육체적 스트레스로 인한 생물학적, 생화학적 복잡한 메커니즘을 거쳐 이루어진 총체적 결과물로서 아직까지 그 형성과정에 대한 명확하게 규명하지 못하고 있기 때문입니다.

침향은 침향나무에 침착된 기름 덩어리인 수지를 일컫는 말로, 침향의 학명은 *Aquilaria agallocha Roxb*이며, 라틴명으로는 *Aquilariae Resinatum Lignum*이라 부릅니다.

일반적으로 침향나무의 수명은 약 200년 정도로, 이렇게 오랜 시간 동안 자연에서 성장하는 침향나무는 벼락이나 번개 등의 자연재해나 짐승 등의 훼손, 벌레나 바이러스 등의 침입과 같이 침향나무 외부에 물리적 상처를 입기도 합니다. 상처를 입은 침향나무는 각종 병원균(세균, 곰팡이 등)의 감염으로부터 자신을 보호하고 감염확산을 방지하기 위해 점도 높은 피토케미컬 액체 수지(樹脂)를 분비하여 스스로를 치유하게 됩니다.

침향나무 속의 침향 수지가 물관을 타고 흐르다가 상처 난 부분을 중심으로 침착하여 덩어리를 형성하다 보니, 침향 혼자 덩그러니 따로 있는 것이 아니라 황색, 갈색, 흑색 등 다양한 색상의 수지가 침향나무의 목질과 함께 뒤엉켜서 자연스러운 조직을 이루어 매끄럽고 광택이 나며, 단단하고 무거운 구조를 이루게 됩니다.

이렇게 침향나무가 스스로를 치유하는 과정에서 형성된 수지와 진균조직이 서서히 침착되고 굳어져서 독특한 덩어리를 형성하여 새로운 조직의 수지 형태를 이룬 것을 '침향'이라고 부르는 것입니다.

한편에서는 특정한 곰팡이(*Phialophora parasitica*)가 침향나무 속의 심재부분에 침투했을 때에 침향이 만들어진다고도 합니다. 침향나무에 곰팡이균 *Phialophora Parastica*가 침투하여 감염이 되면 침향나무는 이에 대응하여 매우 풍부하고 어두운 방향족 수지를 생산하기 시작하는데, 이렇게 천연 곰팡이의 공격에 대한 면역반응으로 인해 형성되는 침향나무의 수지를 침향이라고 부릅니다.

수명이 다한 침향나무의 분해과정에서도 토양의 다양한 자연환경에 의해 침향은 다시 수백 년에 걸쳐 천천히 아주 천천히 자연 숙성의 과정을 거치며 매우 희귀한 물질로, 지구상에서 가장 신성한 영물로서 훌륭한 향기에 더하여져서 품격과 가치를 형성하게 되고, 이러한 이유로 침향을 천년의 향기로 빚어졌다고 말하는 것이기도 합니다.

이렇게 침향나무에 수지가 형성되어서 점점 침향으로 숙성되어가는 물리적 과정은 충분히 알 수 있지만, 그동안의 숱한 연구에도 불구하고 침향나무에서 침향이 형성되어가는 메커니즘에 대해서는 아직도 정확하게 밝혀진 바가 없어 더 많은 연구와 관심이 요구되는 실정입니다.

침향나무에서 침향을 구하기가 그렇게 어려운가요?

자연에서 자연산 침향을 찾는 것은, 목숨을 걸어야 하는 일이기도 합니다.

만약에 모든 침향나무마다 침향이 생긴다면 아무리 약효가 훌륭한 침향이라 해도, 그렇게 좋은 향기를 품고 있는 침향이라고 해도 그리 귀하게 여기지도 않을 것이며 가격이 억대를 호가할 리도 없겠지요. 자연에서 10년에서 수백 년의 긴 세월 동안 온갖 풍파를 겪은 수많은 침향나무 중에서도 '침향'을 잉태하는 선택받은 침향나무는 얼마 되지 않을 뿐 아니라 침향나무가 죽어 땅속에 묻혀서 분해가 되어야만 썩지 않고 남아있던 수지부분만의 침향이 세상에 숨을 쉬게 되는 것이지요.

하지만 귀히 쓰임을 받아오던 그 오랜 옛날부터도 이미 공급량이 턱없이 부족했던 침향은 그 가치가 한없이 상승하다보니 일확천금을 노리며 눈이 시뻘개서 찾는 사람이 한둘이 아닌 관계로 이제 어지간한 곳의 침향은 거의 다 나왔다고 합니다.

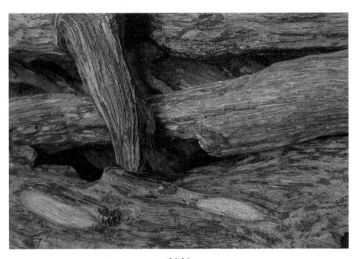

침향

이제 자연산 침향은 거의 소진되었다고 보는 것이 맞을 것입니다. 그래도 혹시나 하여 목숨을 걸고 밀림의 늪지대나 깊은 숲 땅속에 묻혀 있는 것을 발굴해내려는 일명 '침향 심마니'들도 있지만, 이러한 정글 환경에서 침향을 발견하는 일은 '사막에서 바늘 찾기'보다도 더 어려운 일입니다.

베트남 전쟁에서 미국이 손을 들 수밖에 없었던 이유이기도 한 정글 환경은 최악의 열악한 환경으로 열대우림의 울창한 숲속은 한 치 앞도 보이지 않는가 하면, 말라리아 등의 병원균과 숱한 해충이 득실대기도 아차하면 목숨을 잃기가 십상이기 때문입니다.

시간이 흘러서 나무는 썩어 없어지더라도 어렵사리 만들어진 수지 덩어리는 땅속에서 몇천 년의 세월 동안 숙성되면서 서서히 명약이 되는 것이겠지요. 이러한 희소성 때문에도 침향이 더 귀하게 여겨지는 것이 아닐까 합니다.

침향은 어떻게 해서 '침향'이란 이름을 갖게 되었나요? 침향을 부르는 다른 이름도 있나요?

침향의 이름에서 알 수 있습니다. 침향(沈香)은 한자어로 가라앉을 침(沈), 향기 향(香) 즉, 가라앉는 향기라는 뜻이 됩니다.

나무는 왜 물에 떠오르는 것일까요? 나무가 물에 뜨는 기본 원리는 물의 비중이 '1'이므로 물보다 비중이 높으면 가라앉게 되고, 물보다 비중이 낮으면 물에 뜨게 됩니다.

우리가 알고 있는 나무 중에 가장 무거운 나무로 여인네들의 한풀이 다듬이 방망이로 사용할 정도로 아주 단단한 박달나무를 꼽을 수 있는데, 이렇게 단단한 박달나무도 비중이 0.85~0.95 정도로 '1'보다 낮아서 물에 가라앉지 못하고 떠오릅니다.

하물며 나무 자체 평균비중이 0.34로 물보다 한참 낮은 비중의 침향나무를 물에 넣으면 당연히 둥둥 뜨게 됩니다. 하지만 침향나무에 기름 덩어리인 수지가 침착하여 침향이 형성되기 시작하면서 점차 비중이 높아져서 비중이 '1'보다 높아지게 되면 물속에 넣어도 뜨지 않고 가라앉게 되는 것입니다. 이렇게 침향이 물에 가라앉는 무거운 나무라는 것에 착안하여, 물에 가라앉는다는 의미의 한자어인 가라앉을 침(沈)자를 붙이게 된 것이고, 또 한편으로 침향은 상온에서는 아무런 향도 나지 않다가 체온 이상의 열이 가해지면 비로소 기가 발산되면서 향으로 나오게 되므로 '향기가 나는 나무'라는 의미의 향기 향(香)자 붙게 되어 침향(沈香)이 된 것입니다.

따라서 침향(沈香)이란 이름은 가라앉을 침(沈)자와 향기 향(香)자가 만나서 '가라앉는 향기'라는 뜻을 담고 있습니다.

침향은 침수향(沈水香), 황숙향(黃熟香), 청계향(靑桂香), 밀향

(蜜香), 여아향(女兒香), 계골향(鷄骨香), 잔향(棧香), 마제향(馬蹄香), 전향(煎香) 등의 다양한 이름으로 불리기도 하며, 영어로는 Agarwood, Aloewood, Eaglewood로 표기하기도 하고, 이슬람 문화권에서는 '달의 나무'라는 의미의 Aloes(알로에) 향으로 널리 쓰입니다. 또한 아라비아에서는 'al-'ūd al qumari(알 우드 알 꾸마리) 또는 al-qamari(알 까마리)라고도 불립니다.

침향나무는 주로 어디에 서식하고 있나요? 침향나무가 우리나라에도 있나요?

침향나무는 동남아시아, 인도차이나 반도, 중국 남부지역을 아우르는 열대에서 아열대 기후의 열대 열대우림 지역에 널리 분포되어 있습니다. 최근 침향에 대한 관심이 높아지면서 우리나라에도 침향나무 묘목을 키워보려고 하시는 분들이 있는 것으로 알고 있습니다.

침향나무는 베트남, 캄보디아, 인도네시아, 말레이시아, 인도, 스리랑카, 네팔, 부탄, 방글라데시, 미얀마, 태국, 라오스, 브루나이, 중국, 대만, 필리핀, 파푸아뉴기니 등 열대우림 지역의 동남아 국가에 자생하고 있답니다.

침향나무는 넓게는 해발고도 200m에서 1,200m 산지에 고루 분포되어 있으나, 주로 해발 700m 이하에 집중되어 있는 편으로 더운 날씨에도 잘 견디고 모래와 혼합된 두꺼운 층의 풍부한 토양을 선호합니다.

우리나라 기후가 침향나무 성장에 그리 만족할 조건은 아니지만, 마시는 침향차의 용도로 침향나무 잎이 판매되고 있는 것으로 보아 재배기술의 발달로 어느 정도는 가능하지 않을까 싶습니다. 하지만 침향나무라 해서 무조건 침향이 형성되는 것이 아니기에 아직은 침향나무를 재배해 보는 것에 만족해야 하지 않을까 합니다.

침향이 생기면 침향나무에 나이테가 없다고 하는데, 맞는 말인가요?

침향이 생긴 침향나무에 나이테가 없다는 것은 어찌 보면, 맞는 말일 수도 있습니다.

나무도 1년 4계절 봄 여름 가을 겨울의 기후를 두루 거치면서 성장을 하게 됩니다. 대부분 봄에서 가을까지는 나무가 성장하기 좋은 기후여서 나무의 성장 속도가 빠르고 목질은 부드럽고 연한 편인 반면에, 겨울에는 성장이 더디어서 거의 자라지 못하기 때문에 나무가 겹고 단단하게 됩니다.

우리는 나무의 나이테라고 부르는 부분은 겨울에 자란 검은 부분을 일컫는 것으로 나무가 자란 흔적이라 하여 '성장테'라고도 하며, 주로 나무의 나이를 측정하는 데 사용하고 있습니다. 하지만 위에서 설명한 것과 같은 나이테의 형성은 온대 기후대나 아열대 기후대일 경우의 이야기이고, 침향나무가 자라는 열대우림 기후대는 겨울이 없고 여름만 있기에 사정이 조금 다릅니다. 열대우림 기후대에는 우기와 건기만 존재하는, 강우량이 풍부한 고온 다습한 지역이기에 건기와 우기의 차이로 인하여 형성되는 성장테(나이테)로 나이테를 대신할 수 있답니다.

열대우림 기후대 나무의 성장테는 봄여름의 춘재(春材)부분과 가을겨울의 추재(秋材)부분으로 구분되며, 춘재와 추재를 한 쌍으로 하여 나무의 나이를 측정하게 되는데, 아무래도 식물이 잘 자라는 환경이다 보니 성장테의 간격이 넓게 형성되어 있습니다.

열대우림 기후대에서 자라는 침향나무도 나이테와 같은 성장테가 있기는 하지만, 우리가 알고 있는 나이테와 성장테는 조금 다르게 구분되므로 나이테가 없다는 말도 어쩌면 맞는 말일 수 있겠다고 한 것입니다.

식물이 잘 자라는 열대우림 지역이 침향나무 주산지이니까, 침향도 많아야 하는 것이 아닌가요?

열대우림 지역이 주산지인 침향나무는 1년 만에도 2m를 자랄 정도로 그 성장이 왕성합니다만, 침향나무에서 자연 발생한 침향을 찾기 위한 그동안의 무분별한 채벌로 인해 이미 동남아시아에서의 자연산 침향은 거의 멸종된 상황입니다. 최근 들어 베트남을 필두로 동남아 많은 나라들이 침향나무 재배로 침향 생산에 박차를 가하고 있지만, 그 수요를 충족시키기엔 턱없이 부족한 상황입니다.

침향 주산지라 할 수 있는 베트남을 비롯한 인도네시아 말레이시아 캄보디아 라오스 미얀마 인도 태국 중국 등의 나라에서도 자연산 침향은 거의 찾아볼 수가 없습니다. 자료에 의하면 인도는 수백 년 전에, 중국은 청나라 말기부터, 그리고 베트남의 경우는 30년 즈음부터 자연산 침향의 채취가 이루어지지 않고 있다고 합니다.

침향나무가 많으니 침향이 형성되는 침향나무의 숫자도 많아질 수는 있겠지만, 결코 그렇지만은 아닌 것이 앞서 말씀드린 바와 같이 침향나무에 무조건적으로 침향이 형성되는 것이 아니기 때문입니다. 이렇듯 침향이 고갈되다보니, 침향의 수요에 비해 공급이 턱없이 부족하여 침향나무에 침향이 자연적으로 형성되기만을 무턱대고 기다리기에는 더욱 늘어난 수요를 충당할 수 없는 상황이 되어버렸습니다.

이에, 고소득을 수입을 올릴 수 있는 침향사업에 대한 관심이 높아지면서 국가 차원에서 진행하려는 움직임이 일기 시작하여 침향의 원산지라 할 수 있는 베트남을 필두로 많은 동남아 국가들이 대단위로 침향나무를 심고 재배하는 노력을 하고 있을 뿐 아니라 재배된 침향나무에서 침향이 생성될 수 있도록 다양한 연구에 박차를 가하고 있는 실정입니다. 하지만, 그럼에도 불구하고 시장에서 요구하는 침향의 수요를 충당하기에는 아직 많은 시간이 필요해 보입니다.

서둘러 침향나무를 심고 키워서 침향을 얻고 싶은 마음은 굴뚝같겠지만, 침향이라는 것이 그리 쉽게 생기는 것이 아닙니다. 침향나무를 심고, 침향나무에 침향수지가 형성되었다 하더라도 아무리 빨라도 최소 5년은 지속적으로 관리하여야 적당히 사용 가능한 침향이 생산되기 때문입니다.

침향이 있는 침향나무를 찾으면 되지 않나요? 그것이 그렇게 어려운 일인가요?

침향은 침향나무의 줄기나 잎처럼 밖에서 보이는 것이 아니라

침향나무의 속(내부)에 수지 형태로 있기 때문에 침향나무를 파헤쳐보거나 잘라 보지 않고는 침향이 있는지를 알 수가 없습니다.

침향나무에서 침향을 쉽게 구할 수 없는 이유 중에 하나가 침향나무를 보고 한눈에 침향이 있는지 여부를 알 수 있는 방법이 없고, 오로지 침향나무를 자르고 내부를 보아야만 침향이 있는지 없는지를 알 수 있기 때문입니다.

침향 전문가들은 침향나무에 구멍을 뚫어 침향이 형성되어 있는지를 구분할 수 있다고 하기도 하고 나무 꼭대기에 올라가서 자신들만의 노하우로 살펴보아 알 수 있다고는 합니다만, 침향이란 것이 나무의 줄기나 뿌리 등에 일정하게 정해진 부분에 있는 것이 아닐뿐더러 밀림 숲 천연의 자연환경에서 나무 하나하나 일일이 살펴보며 침향을 찾아내기란 참으로 쉽지 않은 상황입니다.

한때, '내가 아니어도 누군가는 하겠지.' 하는 이기적인 마음으로 돈에 눈이 멀어 '황금알을 낳는 거위의 배를 가르는 것'과 같이 무분별하게 침향나무를 싹둑싹둑 잘라서 내부를 보는 손쉬운 방법을 선택한 과거의 어리석은 행동이 지금의 침향나무를 CITES 품목이 되게 만든 것이 아닌가 하는 생각을 해봅니다.

침향나무가 멸종될 정도라면, 무슨 대책을 세워야 하는 것은 아닌가요?

침향은 세계자연보전연맹(IUCN)에서는 침향을 적색목록 '위급'(CR, Critically Endangered) 단계에 처해 있는 심각한 멸종위기종으로 구분하여 관리하고 있습니다.

세계적 멸종 위기 야생 동식물의 생존성 보전 차원에서 채취, 포획, 거래 따위의 전반에 걸쳐 다중의 보호 관계를 설정하기로 한 다변 조약 CITES(Convention on International Trade in Endangered Species of Wild Flora and Fauna, 멸종위기에 처한 야생동식물의 국제거래에 관한 협약)가 1975년 7월에 발효되면서 지구를 지키기 위한 인류의 뒤늦은 노력이 시도되고 있지요.

침향 역시 무분별한 남획으로 씨가 말라가자 세계자연보전연맹(IUCN)에서는 1995년 2월 16일에 침향을 적색목록 '위급'(CR, Critically Endangered) 단계에 처해 있는 심각한 멸종위기종으로 구분하여 사이티에스(CITES) 부속서 2종으로도 등재하였고, 그로 인해 침향은 국제거래 시에 수출입국 간 사전 허가 및 증명 관계 등을 엄격히 지켜야 하는 필수 품목으로 등재되어 관리를 받고 있습니다.

이렇듯 자연이 주는 고귀한 선물들을 우리가 오래도록 지혜롭게 누리기 위해서는 자연의 보존에도 더욱 많은 노력이 필요해 보입니다.

우리나라 식품의약품안전처에서도 침향을 CITES 대상 품목으로 구분하여 관리하고 있으며, 내용을 살펴보면 다음과 같습니다. 침향(沈香, agarwood, aloewood, eaglewood)은 침향나무 Aquilaria agallocha의 수지가 침착된 수간목으로 방글라데시, 부탄, 인도, 인도네시아, 이란, 말레이시아, 미얀마, 필리핀, 싱가포르, 태국 등에 분포되어 있으며, 강기온중(降氣溫中), 납산납기(暖腎納氣) 등의 효능이 있다. CITES(1995.2.16 부속서 Ⅱ)에 수재되어 있으며, 인도네시아에서는 수출 쿼터제를 실시(1999년 270,000 kg, 2000년 75,000 kg)하고 있다.

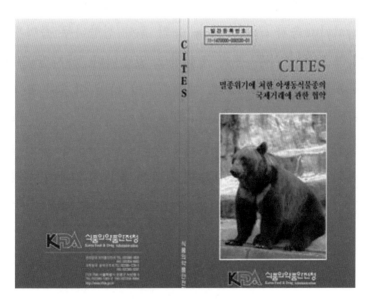

우리나라 식품의약품 안전처 CITES 안내 자료

실제 역사적으로 침향이라 부른 종은 *Aquilaria Agallocha* 단일 종을 의미하였으나, 1994년 인도네시아 인도 등에서 *Aquilaria malaccensis* 종도 CITES에 등재 신청하여 1995년 2월 16일 CITES의 Appendix II (부속서 2종)에 정식 등재되었다고 합니다.

CITES(국제 멸종위기 동식물 보호협약)에서 인정하는 침향나무는 어떤 건가요?

CITES에서는 *Aquilaria*속의 모든 침향나무 종은 물론 Gonystylus속과 *Gyrinops*속 등의 유사 침향나무 종까지 폭넓게 보호 침향나무 종에 포함하고 있습니다. 하지만 CITES *Appendces*(부속서)에 '보호 침향종이라 하여 이것이 곧 약재 및 향재로 가능함을 의미하는 것을 결코 아니다.'라고 기록되어 있습니다. 이는 침향나무라고 불리는 침향수종 중에 약재로 쓰기에 문제가 있는 침향도 있다는 것으로 무분별한 침향 사용에 경종을 울리고 있음을 기억해야 할 것입니다.

지금까지 밝혀진 침향나무 종은 각 연구 기관에 따라 조금씩 달라서 침향나무 수종이 21개라는 곳이 있는가 하면, 26개 종이라고 하는 곳도 있습니다. 이러한 현상은 침향에 대한 관심이 늘어나면서 침향나무에 대한 다양한 연구가 지금 이 시간에도 계속되고 있으므로 시간이 지나면서 어느 나라에선가 또다른 침향나무 수종이 발견되어 학술지 등에 발표되면 시간을 두고 검증하여 새로운 침향나무로 등재가 이루어집니다.

일반적으로 아가우드(Agarwood, agailawood, eaglewood)라고 불리는 침향나무는 아퀼라리아속(*Aquilaria genus*)에 포함되어 있는 식물을 일컬으며, 대표적인 침향나무 종으로는 아퀼라리아 아갈로차(Aquilaria Agallocha Roxb. 베트남), 아퀼라리아 크라쓰나(Aquilaria crassna, 주로 베트남, 캄보디아), 아퀼라리아 말라센시스(Aquilaria malassensis, 말레이시아, 인도네시아, 태국, 스리랑카), 아퀼라리아 시넨시스(Aquilaria sinensis, 중국) 등이 있습니다.

약효를 인정받고 있는 침향나무 종으로는 아갈로차(Agallocha)와 크라스나(Crassna) 두 종을 꼽고 있습니다. Agallocha와 Crassna가 동일한 침향나무 종인지, 별도의 침향나무 종인가에 대한 학자간의 이견이 있는 가운데 베트남 약전에서는 Agallocha와 Crassna를 같은 종으로 보고 Sinensis종을 포함하여 약효가 있는 침향나무라 부르고 있습니다.

중국의 경우도 과거 한약서나 고서에 Agallocha와 시넨시스(Sinensis) 종을 침향나무로 인정하였던 기록을 볼 수 있습니다만, 최근에 와서는 자국에서 자라는 침향나무인 Sinensis종만을 침향나무라 하고 있습니다.

CITES(국제 멸종위기 동식물 보호협약)에서는 침향에 대해서 Agallocha와 말라센시스(Malaccensis)종을 동일한 침향종으로 보고 있으며, Aquilaria속의 모든 침향종은 물론 Gonystylus속과 Gyrinops속 등의 유사 침향종까지 폭넓게 보호 침향종으로 구분하고 있습니다.

하지만 CITES Appendces(부속서)에서는 보호 침향종이라 하여 '이것이 곧 약재 및 향재로 가능함을 의미하는 것을 결코 아니다.'라고 말하고 있어서 침향을 약용이나 향재 등으로 사용하려 하는 경우에는 이 부분을 간과해서는 큰 낭패를 볼 수 있다는 것을 명심해야 할 것입니다.

CITES는 국제 멸종위기 동식물이냐 아니냐를 판단하여 멸종 위기종이면 국제 보호협약을 맺어 세계적 차원에서 관리하는 것을 목적으로 하는 기관으로 CITES가 약효를 입증해 주는 기관도 아니며, 미국 FDA나 우리나라의 식품의약품안전처와 같이 식품이나 약품의 안전성을 관리하는 기관도 아닙니다. 따라서 CITES 멸종위기종에 등재된 침향이라고 하여 다 같은 기능이 있는 것이 아니므로 무분별한 침향의 오남용은 자칫 생명을 위협할 수도 있습니다.

천연의 자연 침향은 이제 없는 건가요? 침향을 전문으로 채취하는 건 어떨까요?

우리나라 산삼 심마니처럼 자연 침향도 전문 침향채취꾼들에 의해 채취되고 있으며, 일부 침향 소장가들에 의해 자연 침향이 소장되고 있어서 아주 적은 양이지만 자연 침향이 없는 것은 아닙니다. 하지만 갑부들이 소장하고 있던 침향이 유통시장에 나오는 것을 기대하기 어려운 일이며, 침향 채취꾼들에 의한 침향 채취도 '하늘의 별따기' 만큼이나 어려운 일이기에 일반인이 자연 침향을 만나는 것은 '전생에 연이 닿아야 가능하다.'는 말이 생겨난 것입니다.

침향의 주산지인 베트남에서는 침향의 소멸을 우려하여 1992년 이후 침향나무와 침향을 국가적으로 강력히 보호하고자 상업적 거래를 금지하고 있기에 정상적인 유통시장과 국제거래시장에서 천연의 자연 침향을 만나기는 여간 어려운 것이 아닌 일로, 실제 '자연 침향'이 국제적으로 소량으로나마 비밀리에 유통되었던 것은 1992년 전에 베트남으로부터 획득한 침향 소장가들이 은밀히 암암리에 내어 놓는 것이 고작이라고 합니다.

워낙 고가의 침향이다 보니, 자연 침향 하나만 구해도 집안이 평생은 먹고 살 수 있다는 생각에 침향을 찾아 정글을 헤매는 침향 전문 채취꾼도 있습니다.

침향 채취꾼들은 그나마 남아 있는 소량의 침향이라도 채취하기 위하여 해충과 독충들이 우글대는 깊은 정글이나 전쟁 잔여 폭발물과 고엽제 등의 위험으로 오랜 세월 동안 사람의 손길이 닿지 않고 사람들이 함부로 들어갈 수 없는 확률 높은 곳을 선택하고 채취하게 되는데, 스스로의 안전도 도모해야 하기에 서로 무리를 지어 함께 생활을 합니다. 하지만 안타깝게도 침향 채취꾼들의 목숨을 건 사투에도 불구하고 침향을 얻는다는 것이 그리 만만하지 않은 것이 현실입니다.

지금부터라도 자연을 잘 보존하여 자연산 침향을 취하면 되겠지만, 자연 침향의 생성기간이 최소한 수백 년이 걸려야 가능한 일이기에 우리 세대가 아닌 먼 후대에 가서나 그 혜택을 받을 수 있지 않을까 합니다.

이렇게 천연 자연 침향이 고갈되어 남은 수량조차 미미한데, 유통마저 할 수 없도록 규제를 하고 있어서 자연 침향의 가치는 시간이 갈수록 점점 더 높아지고 있는 실정으로 이렇게 부족한 침향의 수요를 만족시키기 위해 동남아국가들 침향의 재배에 심혈을 기울이고 있는 추세랍니다.

CITES 만으로 침향 공급이 어렵다면, 침향 재배로 어떻게 침향이 만들어지나요?

침향나무 재배로 침향이 형성되도록 하려면, 침향나무에 구멍을 뚫고 그 구멍으로 *Phialophora parasitica* 균주 등, 침향 재배 노하우가 담긴 다양한 배양액을 침투시켜 침향수지가 형성되도록 하여 최소 5년간은 지속적인 투자와 관리가 이루어져야 가능하다고 합니다.

자연적으로 침향나무에 침향이 형성되기를 손 놓고 기다려서는 침향이 형성되기 어렵기 때문에 침향이 형성되게 하기 위한 숱한 연구 노력이 이루어졌고, 그 한 가지 방법은 아래와 같습니다.

열대성 나무가 대부분 그렇듯이 침향나무도 잘 자라는 편으로 성장환경에 따라 편차가 있어서 침향나무 묘목을 심은 지 1년 즈음되어 약 1m 50cm에서 2m 이상까지도 성장하게 되면, 나무에 구멍을 40~50개 뚫고서 침향 배양균을 주게 됩니다.

침향나무가 다시 1년을 자라 2년이 되면, 나무가 새로 자란 윗부분에도 40~50개의 구멍을 더 뚫어 배양액을 넣어 줍니다. 그리고 다시 3~4년째가 되어서도 침향나무가 두껍게 잘 자라면 40~50개의 구멍을 더 뚫고 배양균을 넣어 주지만, 침향나무가 잘 자라지 못하면 더 이상 구멍을 뚫지 않습니다.

건강한 침향나무는 나무에 구멍 등의 상처가 나도 끄떡없이 잘 자라고 배양균과의 전투에서도 방어막인 수지(침향)를 만들어서 스스로를 지킬 수 있지만, 침향나무가 약하면 방어막인 침향(수지)을 더 이상 만들 수 없기 때문입니다.

배양균을 넣은 침향나무의 구멍 자리에 침향이 생성되는 것도 자리마다 생성되는 크기가 다 다르기에 구멍을 뚫는 것도 노하우가 필요합니다.

침향은 침향나무의 수관을 따라 형성되는 것으로 나무의 수관이 동심원을 이루며 동그랗고 정확하게 퍼지는 것이 아니라 나무의 중심을 기준으로 햇빛이 많이 비치고 비가 많이 오는 쪽 방향으로 수관이 형성되므로, 침향나무의 성장 상황을 보아가며 수관이 치우치는 방향으로 구멍을 많이 뚫어주고 반대쪽은 덜 뚫어주게 됩니다.

침향나무 묘목을 심고 침향이 형성되면 침향나무를 더 놔두어도 되지만, 기본적으로 만 5년 정도가 넘으면 그동안 아무 수익도 없이 투자만 하였기에 자금 회전과 여러 수익성을 비교하여 침향나무를 베어 침향을 채취하게 됩니다.

침향나무를 베기 전에 침향이 얼마 정도 들어 있는지를 파악하는 방법으로 '수박 두들겨 보듯' 침향나무를 막대기로 두들겨보아 경험적으로 알 수 있다고 하는 침향 전문가의 말을 빌어보면, 구멍마다 생성되는 침향은 보통 아이 주먹만 한 것부터 어른 손바닥을 편 정도의 크기까지 다양하게 형성되며 안쪽이 비어 있다고 합니다. 침향나무에 뚫은 구멍 속을 어른 손바닥을 박수치듯 하여 가운데에 구멍이 생긴 것에 비유해보면, 손등 부분에 침향이 생긴 부분이 되고 손바닥 안은 구멍을 뚫어 배양액이 들어간 부분으로 배양액이 말라비틀어진 상태로 비어 있답니다.

이렇게 5년 정도를 키운 침향나무에는 약 50~80kg의 침향이 형성되어 비싼 가격을 받게 되는데, 아마 침향이 비싼 이유 중에 하나가 이렇게 침향나무에서 최종의 침향이 만들어지기까지 꼬박 5년이 소요되기 때문으로 5년간 수익 없이 계속해서 투자만 이루어지기 때문이 아닐까 합니다.

참고로 침향전문가는 고무나무에 침향나무를 비교하며 이렇게 말합니다. 고무나무도 재배 투자만 하다가 4년이 되어서 고무액을 뽑게 되므로 '고무의 가치가 비싼 것이 아니겠느냐'라며 그래도 고무나무는 약 46년 동안 고무액을 뽑고 난 후에도 베어 팔면 '비싼 가격으로 나무를 팔 수 있다'라고 하며, 침향나무는 침향나무에서 침향을 빼낸 후에 아무 쓸모없이 버려진다고 합니다.

침향나무에 침향이 형성되면 바로 사용할 수 있는 건가요?

어렵사리 침향나무에 침향이 형성되었다 하더라도 침향을 채취하려면, 침향나무를 베고 침향나무에서 수지 부분인 침향만을 채취해내는 작업을 마저 해야 합니다.

침향 배양액도 잘 넣고 잘 관리하여 정성을 다해 침향나무를 키워 훌륭한 침향이 만들어졌다고 해서 모든 것이 끝난 것이 아닙니다. 우리에게 필요한 것은 침향나무의 수지 부분인 침향으로 침향나무에서 목질 부분을 충분히 제거하고 침향만을 별도로 채취하는 마무리 작업을 마저 해야 합니다. 이 작업 또한 그리 만만한 것이 아니어서 끌이나 칼 등으로 침향나무에서 목질 부분을 섬세하게 제거해야 하는데, 두꺼운 침향나무에서 5mm 정도의 얇은 두께의 침향수지들까지 찾아내고 일일이 침향나무 속을 파 헤집어가며 우리가 원하는 수지 부분의 침향만을 꺼내는 것은 참으로 여간 어려운 일이 아니랍니다.

침향나무에서 침향 오일을 추출하기도 합니다. 침향 오일을 추출할 경우에는 주먹 크기의 침향만을 추출 탱크에 넣고 추출을 하는 것이 아니라 침향나무에서 껍질만을 제거한 거의 침향나무 한 그루 전체를 전기로에 넣어 침향 오일을 생산하게 됩니다.

물론 주먹 크기만 한 침향만을 넣고 추출을 하게 되면 최고급의 침향 오일이 생산되겠지만, 그 방법보다는 침향나무 수관 속에 보이지 않는 침향 오일까지 모두 짜내어 생산 수율을 올리는 것이 더 많은 수익을 낼 수 있다고 합니다.

재배한 침향과 자연 숙성 침향을 인삼과 산삼으로 비유해도 될까요?

산삼이 천혜의 자연 에너지를 받고 힘든 성장과정을 겪으며 효험 있는 우수 희귀 약재의 대명사가 되어 엄청난 가격에 거래가 되고 있다는 점은 침향과 유사하다고 할 수도 있습니다. 하지만 단순한 비교만으로 단정 짓기에는 침향과 삼(蔘)의 근본적 시작점이 다릅니다. 삼(蔘)은 시작점이 생물이고, 침향은 시작점이 생물이 아닌 수지(樹脂, 기름 덩어리)이기에 같은 의미로 보기가 어렵습니다.

삼(蔘)은 삼의 씨앗이라는 동일한 하나의 개체 자체가 어디서 자랐느냐 하는 생육 환경에 따른 구분으로 인삼도 되고 산삼도 되는 것입니다. 반면에 침향은 침향나무에서 형성되는 것은 맞지만, 침향나무 자체가 침향은 아니기에 동일한 개념으로 볼 수 없습니다.

일반적으로 삼(蔘)은 자생을 하였는지 인위적으로 키워졌는지에 따른 영양학적 가치와 희귀성으로 구분을 하고 있습니다. 하지만 침향은 약재로도, 향재로도, 자연 공예품으로도 최고의 가치를 인정받다 보니, 약효와 희귀성뿐만 아니라 수지 부분의 밀도와 크기, 색상과 향기, 자연적 숙성도와 모양새 등으로 가치를 구분하는 방법이 다양합니다.

삼(蔘)은 생육환경에 따라 가치가 다르기 때문에 어디에서 재배되었느냐가 중요한 포인트가 되지만, 수지(樹脂, 기름 덩어리)인 침향은 생육환경보다 수지의 밀도와 크기가 우선이라 할 수 있습니다. 따라서 삼(蔘)과 침향을 재배한다는 측면은 같지만, 가치적 측면으로 보는 삼의 재배와 침향의 재배에 대한 개념은 전혀 다르다고 할 수 있습니다.

삼삼이란 것은 결국 인삼의 씨앗을 먹은 조류 등이 산중에서 배설한 것이 척박한 환경에서 어렵사리 자란 것이 어느 날 우연히 꿈을 잘 꾼 심마니의 눈에 띠여야 산삼으로 거듭나는 것이지요. 새들이 삼 씨앗을 먹는다는 것도 쉽지 않으며, 새의 배설물 속의 삼 씨앗이 자랄 수 있는 환경에 떨어지기도 쉽지 않고, 떨어져서도 잘 자라기도 쉽지 않으며, 그것이 잘 자라서 심마니의 눈에 띄기도 여간 어려운 일이 아니지요. 이렇듯 산삼이 천혜의 자연 에너지를 받으며 힘든 과정을 겪으며 성장 생성되어서 효험 있는 우수한 희귀 약재의 대명사가 되어 엄청난 가격에 거래가 되고 있다는 점은 침향과 유사하다고 할 수도 있을 것입니다.

하지만 다른 점으로는 산삼이 약재로서의 활용도 외엔 다른 쓰임이 크게 없으나, 오늘날 침향은 약재의 기능보다 오히려 자연 공예품으로도, 최고의 향재로도, 식품으로도 그 가치를 더 인정받고 있는 상황이라 할 수 있습니다. 또한 생물인 산삼이 50~100년 이상을 살고서 잘 보존되어 왔을 경우와 기름덩어리 수지인 자연 침향이 침향나무에서 수십-수백 년을 살고서 다시 1,000년 즈음까지 땅의 지기를 받으며 숙성된 경우를 비교해 보아도, 세월의 깊이에 따른 그 무엇이 다르지 않을까 싶습니다.

침향이 그렇게 귀하다면, 우리가 이름만 들어도 알 수 있는 제품에도 침향이 있어야 하지 않나요? 가격이 비싼 근거도 있어야 하지 않나요?

물론입니다. 들으면 '아니, 침향이 여기에도 쓰이고 있었다고?' 할 정도로 깜짝 놀랄 만한 제품에 침향이 들어 있고, 누구나 인정할 만한 곳에 침향이 비싼 가격에 올라 있습니다.

침향이 들어 있는. 이름만 들어도 알 수 있는 제품으로 30

초에 한 병씩 팔릴 정도로 엄청난 사랑을 받으며 전 세계에서 가장 많이 팔리는 향수, 최초로 디자이너의 이름을 딴 향수인 '샤넬 No.5'를 들 수 있지 않을까요? '샤넬 No.5'는 여배우 마릴린 먼로가 '나는 샤넬 No.5를 입고 잔다.'고 말하여 더 유명해졌다고 하지요. 이렇게 침향이 향수시장에 자리를 잡다보니, 톰 포드(Tom Ford)와 디올(Dior) 등 세계적인 패션 브랜드들도 침향을 이용한 향수를 내놓았다고 합니다.

침향은 놀랍게도 세계 각국 정상들이 애용하는 최고급 승용차 '벤츠 마이바흐s600'에도 관련되어 있다고 합니다. '자동차에 어떻게 침향이?'라고 생각하실 수 있는데, '벤츠 마이바흐s600' 차량 내부에 침향의 향이 자동으로 분사되는 시스템이 갖추어져 있다고 하는군요.

또한 침향은 우리가 마치 '만병통치약'처럼 알고 있는 최고의 한약제품인 '공진단'에도, '심장을 살리는 특효약'이라고 알려진 '구심'에도 함유되어 있으며, 종교계나 문화계에서는 침향의 향을 피우며 의식을 치르기도 하고 침향으로 만든 염주나 묵주를 하기도 한답니다.

침향이 오랜 세월 동안 다양한 분야에서 최고의 대접을 받아왔다고는 하지만 대부분은 국가 간의 거래나 권력자들에 의한 은밀한 거래가 유지되어온 터라 대부분은 소문에 의한 어림짐작으로 '비싸다더라.' 하는 정도였지, 일반인들이 그 가격을 알 수는 없었습니다. 하지만 세계 최대 경매회사 크리스티

경매에 출품된 한 침향 조각이 25만 달러, 우리 돈으로 약 3억 여 원에 판매 희망가격이 붙음으로써 침향의 가격이 온 세계에 공공연하게 알려지는 계기가 되었습니다. 미국의 최장수 비즈니스 잡지 '포천'지는 '침향을 증류해서 얻은 침향유만 해도 1kg에 3만 달러 이상'이며, 오래된 침향은 매우 진귀하다'고 침향을 소개하였습니다.

이렇게 침향은 품격 높은 럭셔리 문화에도, 최고의 약재로도, 최상의 향재나 장신구 등으로도, 부(富)를 축적하는 소장가치로도 상당한 가치를 인정받으며 다양한 분야에서 최고의 대접을 받고 있는 실정입니다. 이러다 보니, 수백, 수천억 원의 상상을 초월하는 고가의 자연산 침향을 일반인들이 접하는 것은 아마도 꿈속에서나 가능할지 모르겠습니다.

오로지 왕만이 사용할 정도로 그렇게 침향이 귀한가요?

오랜 옛날에는 분명 왕만이 침향을 사용할 수 있었습니다만, 지금은 꼭 그렇지만은 않은 상황으로 침향이라고 하여 다 같은 침향이 아니기 때문입니다. 우리가 귀하고 귀하다고 여기는 침향이 모든 침향을 말하는 것은 아닙니다.

어렵사리 침향을 품은 침향나무가 한참의 세월을 살다가 죽게 되어 땅속에 묻히면, 땅속에서 침향나무의 목질 부분이 다 분해되고 수지 부분인 침향만이 남을 때까지 또다시 엄청난 세월이 흘러야 합니다. 이렇게 침향이 되기까지도 엄청난 세월이 흘러야 되는데, 이처럼 세월이 흐름이 축적되었다고 해서 우리가 바로 침향을 만날 수 있는 것은 아닙니다.

　　침향을 찾아보겠다고 나선다고 해서 결코 쉽게 찾아지는 것이 아닌 것이, 앞에서 언급한 것과 같이 땅속에 묻혀 있는 침향은 '사막에서 모래알 찾기'만큼이나 어려워서 아무리 오랜 세월이 흐른다고 해도 '인연이 닿지 않으면 침향을 만날 수 없다'라는 말이 나오게 된 것이 아닐까 합니다.

　　땅속에 묻혀 있으면서 땅의 지기를 축적하고 세월의 역사를 담으며 인내하던 침향이 어느 날 우연한 인연을 만나 세상 밖으로 나와야만 비로소 영물로 불리는 '침향'이 되는 것입니다. 그렇게 알 수 없는 엄청난 인고의 세월, 기다림의 세월 동안을 '천년의 세월'이라고, 그 천년 세월의 흔적을 담고 있는 '침향'을 일컬어 우리가 '천년의 침향'이라고 하고, 그 침향의 고유 향기를 '천년의 향기'라고 부릅니다.

　　이렇게 오랜 세월을 거치며 자연과 대지의 기운을 간직한 희귀한 침향을 천연에서 얻은 '자연 침향'이라고 하여 재배 침향과 구분하고 있으며, 자연 침향 중에서도 최고의 가치를 부여하는 것은 침향 중에서도 수지의 밀도가 높은 기남 침향이라 불리는 '기남향'을 꼽고 있습니다. 기남향의 경우는 갖고 싶어서 탐내는 왕이나 최고 권력자마저도 결코 쉽게 구하기 어려운 아주 진귀한 침향으로 '기남향을 접하려면 3대가 복을 받아야 가능하고, 8대가 복을 쌓아야만 사용할 기회가 주어진다.' 라는 말이 생길 정도라고 하니, 기남향을 얼마나 귀하고 귀한 재료로서 취급 하고 있는지 어렵사리 짐작할 것 같습니다.

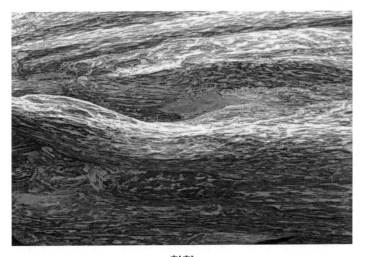

침향

지금 시점에서 바라보는, 침향의 수요에 따른 전반적인 진행 상황은 어떤가요?

많은 침향나무 중에 소수의 침향나무에서만 침향을 얻을 수 있기에 귀할 수밖에 없음에도 불구하고 침향의 다양한 역할과 효능으로 인해 쓰임과 수요가 줄지 않고 오히려 늘어나고 있습니다. 이에 더하여 억압과 경쟁구도의 불확실한 사회에서 소유와 집착으로 흔들리는 인간의 욕망과 과시욕이 하늘을 찌를 듯이 팽배해져서인지 침향의 수요도 덩달아 고공행진을 하고 있는 상황이 되어 가고 있습니다.

자연에서 얻게 되는 침향은 대부분이 땅속에 묻혀 있던 것들이 발견된 것으로 과거에나 지금에도 침향을 찾기가 '하늘의 별따기'만큼 쉽지 않습니다. 이렇게 침향이 귀하고 값이 나가다보니, 1861년경부터 침향 주산지인 베트남을 식민통치하던 프랑스는 '침향의 씨가 마를 지경에 이르렀다.' 라는 말이 나올 정도로 침향을 무차별적으로 마구잡이로 채취해 갔습니다. 어찌 보면, 세계 최고의 향수라 불리는 '샤넬 No.5'의 탄생은 이러한 침향 착취 덕에 생겨난 것일지도 모르겠습니다.

이렇게 침향이 금전적인 가치로도, 만수무병 건강에도, 최고의 공양품 등으로도 다양한 이로움을 준다는 소문이 확산되다보니, 더욱 늘어난 침향 수요를 충족시키기 위해 사람들의 무분별한 침향나무 채벌은 더욱 심해질 수밖에 없었습니다. 이렇게 초토화되다시피 침향 채벌이 진행된 결과, 자연에서 숙성된 침향나무 침향은 이제 거의 고갈되어서 보기가 힘든 실정입니다.

최근 침향 수요와 소비에 대한 국가별 통계에서는 향의 발원지라 일컫는 중동이 부동의 1위를 고수하고 있으며, 향도의 나라 일본과 대만이 2, 3위를 차지하고 있는 가운데, 최근 들어 중국에서의 침향 사랑이 각별해지면서 중국의 무차별적 구매 형태로 인해 중국이 1, 2위 소비국이 되지 않을까 조심스레 전망하기도 합니다.

무엇이든 좋다고 하면 씨가 마를 정도로 싹쓸이 구매를 보이고 있는 중국의 부호들의 눈에 중국 국가주석 겸 당 총서기였던 후진타오가 한 사석에서 손목에 차고 나온 침향 단주가 들어오면서, '침향이 최고 통치자만 하는 것으로 아주 귀하고 몸에도 좋다고 하더라.' 라는 카더라 통신으로 인해 부호들 뿐 아니라 연예계 스타들과 당정의 관리들까지도 침향 사재기에 나섰다고 하니, 그 여파가 불필요한 침향 가격상승으로 이어지 않을까 우려스럽습니다.

단순한 신비로움만으로 침향이 비싼 대접을 받는 것이 아니라면, 침향에 어떠한 매력이 있어서 그런 걸까요?

아마도 침향이 지니고 있는 다양한 상징성과 뛰어난 약효와 기능, 희귀성으로 인한 자산적 가치 등의 복합적인 요인들로 인한 것이 아닐까 합니다.

침향은 약 3,000년 전부터 신들의 나무(Tree of Gods)로 불려지며, 중동, 유럽, 중국, 일본을 비롯한 동남아시아 등 동서양을 막론하고 영혼을 정화하고 심신을 안정시키며 정신을 집중시키는 기능을 갖고 있는, 쉽게 구할 수 없는 귀한 영물로 대접받아 왔습니다. 침향은 유교, 불교, 기독교, 가톨릭, 이슬람, 도교 등의 종교에서도 신성시하여 제사나 명상, 예물이나 약으로도 애용되었으며, 왕족이나 귀족 등 권력자들의 전유물로 사용되어 왔습니다.

고래로부터 귀한 것을 소유하고 취하려는 인간의 욕망, 그 다양한 욕망을 손쉽게 해결하는 방법의 하나로 '황금보다도 비싸다는 침향'을 소유하여 자신을 과시하려는 의도도 있을 것이고, 다른 한 부분으로는 침향에 뛰어난 약효 때문으로 위급한 상황에 비상약으로 사용하기 위한 목적으로 늘 곁에 두는 것만으로도 충분한 가치가 있기 때문일 것입니다.

종교적 상징성의 의미가 담긴 부분을 일부 살펴보면, 불가에서는 침향을 능히 삼계와 통하는 영물로 귀히 여겨 부처님의 복장예물로도 사용하였고, 성경에서는 예수님이 십자가에 처형당한 뒤 침향과 몰약으로 수의로 감쌌다고 하며, 도가에서는 기공수련을 함에 있어 침향을 꼭 필요한 최선의 동반자로 여겼으며, 이슬람교도들은 침향을 몸에 지니고 메카 성지 순례를 한다고 합니다.

최고 권력자에게 침향이 사용된 기록은 고대 이집트의 최고 통치자이자 살아있는 신으로 추앙받았던 파라오 시대로 왕이나 귀족의 시신 방부처리에 침향이 사용되었다고 합니다. 한편, 고대 중국에서는 기원전 770년에 왕족들의 옷에 침향 연기를 입히는 훈의(薰衣)로 통치자들의 권위를 상징하였답니다. 16세기 일본의 사무라에들은 전쟁터에 나가기 전 갑옷에 침향 연기를 뿜어 전의를 다지기도 했다고 합니다.

역사적으로 베트남, 캄보디아, 인도네시아, 중국 등 침향이 생산되는 나라에서조차 침향은 매우 귀해서 왕실이나 귀족의 제사나 의식 등의 예를 갖추어야 하는 경우에만이 사용할 수 있었다고 합니다.

우리나라의 경우는 신라시대에는 최고 계급인 진골 출신도 사용할 수가 없었고, 조선시대에 이르러서는 왕 다음가는 최고 권력자인 영의정도 '침향 구하기가 어렵다.'는 말이 있을 정도로 침향의 가치가 하늘을 찔렀다고 하니, 침향은 가히 시대를 막론하고 최고 권력자들의 전유물로 부와 명예의 상징이 되어 인류와 역사를 같이 하였다고 할 수 있을 것입니다.

: 침향의 좋고 나쁨

자연의 산물로 귀한 선택받은 침향은
아주 희귀고 신비의 물질로, 아주 오랜 시절부터
최고의 영물로 대접을 받아왔습니다.

침향의 가치는 그 쓰임새에 따라,
연구기관의 실험 방향에 따라, 주관적 판단에 의해
이견이 있을 수 있어 다소 모호하기도 합니다.

침향의 가치와 척도를 나누는 기준을 살펴보고,
그 가치를 이해하여 소중한 자신만의
럭셔리 문화를 만들어 갔으면 합니다.

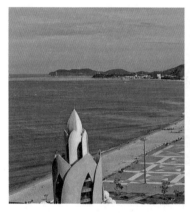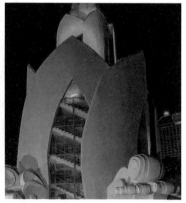

침향 주산지인 베트남 나트랑 해변의 침향탑

침향의 가치를 구분하는 등급이나 기준이 있는지요?

아주 오래전부터 침향에 대한 다양한 구분법이 있었습니다. 침향의 가치를 구분하는 기준이 어느 하나만 있는 것이 아닐 뿐더러 침향을 바라보는 시각에 따라 그 가치도 달라지게 되므로 다양한 모든 조건들을 고려하여 판단하여야 합니다.

침향을 이해하는 데 가장 어려움을 겪는 부분이 바로 침향의 등급을 나누는 기준이 조금은 모호성이 있어서 이러한 구분을 통하여 침향의 가치를 정하려고 하는 것이 옳은 것인가에 대한 여러 의문이 있을 수 있습니다. 또한, 이렇게 매겨진 등급이 침향의 효능 정도를 대변한다고 하기도 애매하여, 등급이 높을수록 좋은 침향이라는 논리에 어느 정도 신뢰성을 두어야 하는지에 대해서도 각계 침향 전문가들과 소장가, 한의계와 관계자들이 저마다 각각의 목소리를 내고 있는 실정입니다.

그렇게 침향의 가치 평가가 복잡한 이유는 자연에서 얻어지는 천연 산물인 침향의 다양성에 기인한 것으로 침향의 경제적 가치를 어디에 두느냐에 따라 달리 평가될 수 있기 때문입니다. 이처럼 침향의 다양한 기능을 바라보는 다양한 시선으로 인해 침향의 구분은 더더욱 신중할 수밖에 없습니다.

침향의 다양성은 왕가의 전유물일 정도로 아주 진귀한 고가의 약재로도, 종교적으로는 지위 높은 성직자들만이 소유할 수 있는 최고의 신물로도, 희귀 천연 조형물로서도, 세계 3대 향 중에서도 으뜸 대우를 받은 최고의 향재로도 변신이 가능하여 바라보는 시선에 의한 가치의 판단이 다르게 나타날 수 있습니다.

일반적으로 침향의 등급을 판별하는 중요한 요소로 침향이 물에 가라앉는지 여부를 살펴보는 침수 여부, 한약재의 약리작용이나 건강식품으로의 주요성분 함유량과 연소시의 침향 향기, 침향의 색상과 목질의 문양뿐 아니라 침향조직의 결이 자연스러운지, 세밀도와 윤택한 정도도 자세히 살펴보아야 합니다.

또한, 침향이 어디서 생산되었고 수종이 무엇이지, 침향이 어떤 과정을 거쳐 형성되었는지 등 침향 산지와 수종, 생성원인까지도 평가의 기준이 되고 있기에, 어느 하나의 기준으로 침향의 가치를 논하기가 쉽지 않습니다.

최근에 들어 다양한 분석 데이터 등의 과학적 접근을 통하여 '기능성 성분을 얼마나 많이 함유하고 있느냐' 하는 구분 방법과 품질 좋은 침향일수록 '작용이 원활하고 약성(藥性)이 온화(溫和)하여 부작용이 없을 뿐 아니라 보익(補益)과 치료를 겸하는 최상의 약재'라고 하는 한약재로서의 가치에 대한 자료가 하나둘 나오면서 약리적 관점에서 침향을 바라보려는 시도를 하고 있습니다.

하지만 대부분의 연구는 침향에 어떤 성분들이 함유되어 있으며 각각 어떠한 약리적 기능이 있다더라 하는 정도이므로, 다양한 조건들과 경우의 수를 고려하여 침향의 가치를 판단하기에는 침향 전문가들조차도 무리가 따릅니다.

침향의 가치를 측정하는 기준이 있는지요?

일반적으로 침향의 등급을 판별하는 중요한 요소로 침향의 침수 여부, 약용으로서의 주요성분 함량과 침향과 연소 시의 향기, 침향의 색상과 조화, 형성 원인, 침향의 산지 등을 꼽고 있으나 어느 하나의 기준으로 판별할 수 있는 것이 아니고 모든 다양한 조건들을 고려하여 판단하게 됩니다.

침향의 가치에 대해서는 침향의 희소성과 쓰임새에 따라 다를 수 있으며, 연구기관의 실험 방향에 따라 여러 이견이 있을 수 있고, 주관적 판단에 의한 기준이 다를 수 있습니다. 현실이 이렇다보니 침향 관계자들마다 여러 명목으로 침향의 가치기준을 만들어 자신들이 편한 방법으로 이해시키려 하는 상황이 아닐까 합니다.

오랜 과거부터 지금 이르기까지 침향 구분법으로 통용되

고 있는, 지금의 식약처에서도 일부 적용하고 있는 관능검사 개념의 침향 평가기준은 다음의 5가지이므로 참고하면 좋을 것 같습니다.

침향의 침수 여부

침향나무 자체는 물에 비해 가벼우므로 물에 뜨게 되지만, 침향 수지의 유무와 함량의 정도에 따라 침향이 물에 뜨기도 하고 가라앉기도 하므로 침향의 침수 여부는 침향의 등급 판단에 가장 중요한 요소입니다. 일반적으로 수지 함량이 25%를 초과하면 어떤 형태의 침향도 가라앉게 됩니다.

열을 가하면 나오는 침향의 향기

침향은 상온에서는 아무런 향기를 뿜지 않다가 섭씨 36도가 되어서야 비로소 향을 발산하게 되는데, 침향의 향기에는 약효를 담은 맛을 느낄 수 있다고 합니다. 성질은 따뜻하여 우수한 치료약으로도 쓰이는 침향의 향기는 맛이 비교적 맵고 쓴 편에 속합니다. 일반적으로 침향의 수지함량이 낮고 목질 부분이 많이 있는 경우에는 대체로 향이 맵고 침향의 등급이 높을수록 맛이 부드럽고 성질이 온화하며 약효도 뛰어납니다.

침향의 색채에 의한 구분

빛의 파장에 의한 색채구분법으로 각각의 침향마다 특유한 색상을 띠게 되므로 자연광이 있는 환경에서 침향 감정을 실시해야만 바른 감정을 할 수 있습니다. 일반적으로 대충 살펴보면 침향의 색이 대부분 흑색으로 보이지만, 수지 함량이 많을수록 녹색을 띠게 됩니다. 침향의 색채는 보통 5가지 정도의 색채로 구분됩니다. 1등급은 녹색, 2등급은 진한 녹색, 3급은 금색, 4등급은 황색, 5등급은 흑색으로, 각각의 색채마다 연소 시에 향기가 각각 다르게 발향됩니다.

침향 형성 원인에 의한 분류

자연적으로 수지가 형성되어 땅속에서 오랜 세월을 지내다 발견된 숙결, 말라죽은 침향나무에서 수지가 생긴 탈락, 인위적으로 사람들이 상처를 입혀 수지가 응집되게 하는 생결, 곤충에 의한 상처를 입고 수지가 응결된 충루 등으로 구분합니다.

침향 수지의 함량에 의한 구분

침향의 최고의 등급은 기남향으로, 기남향은 촉감으로도 말랑거리는 것을 느낄 수 있을 정도로 일반적인 침향보다 수지 함량이 높아 부드러우며 약효 또한 우수하여 침향 중에도 최상의 침향으로 인정받고 있습니다. 하지만 안타깝게도 기남향은 침향 중에서도 극소량의 침향으로 구하려 해도 구하기가 너무 힘든 희귀 침향이라 할 수 있습니다.

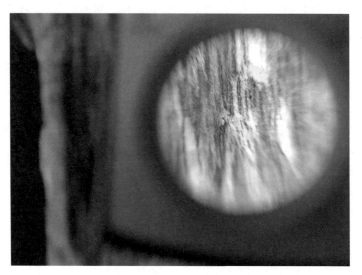

확대경으로 본 침향 수지

침수 여부에 따른 침향의 평가 기준은 물에 담가 보면 되는 것이 아닌가요?

네, 맞습니다. 침향의 명칭이 한자어 가라앉을 침(沈), 향기 향(香)에서 유래된 것과 같이 '가라앉는 향이 나는 나무'라는 이름에 걸맞게 물에 잘 가라앉아야 합니다.

침향이 물에 가라앉는지를 보는 침향 침수 여부 구분법이 침향 판별 중에 가장 쉬운 방법으로 침향의 가치를 객관적으로 구분하는 중요한 척도입니다.

고의서(古醫書)인 『본초강목(本草綱目)』과 『남방초목상(南方草木狀)』에는 침향의 침수 정도에 따라 물에 가라앉는 침수향(沈水香), 반은 뜨고 반은 가라앉는 잔향(棧香), 물에 뜨는 황숙향(黃熟香) 등 3가지로 구분하고 있습니다.

침향의 침수 여부는 침향에 함유된 수지의 함량에 의해서 결정됩니다. 침향나무는 비중이 대략 0.4~0.6 정도로 물보다 가볍기 때문에 물에 뜨게 되지만, 일반적으로 침향 수지의 함량이 25%를 초과하면 침향이 덩어리 상태든, 얇게 펴진 편이나 분말형태의 가루이든 간에 모두 침수가 됩니다.

물에 가라앉는 침수향은 물에 뜨는 것은 잔향에 비해 높은 등급을 받으며 약재로 쓰임을 받게 되지만, 물에 뜨는 잔향은 하품으로 취급되어 약으로 쓰기보다 향을 맡거나 태우는 용도로 사용됩니다.

따라서 좋은 침향을 만나기 위한 테스트 방법으로 침향을 그냥 물에 넣어 침수되는 것을 보면 됩니다. 칼로 침향의 일부를 잘라 물에 넣어 바로 가라앉으면 비교적 수지부분의 함량이 많은 침향이라 판단하면 됩니다. 하지만 침향이라고 하여 물에 넣어 보았더니 가라앉지 않았다면, 침향이 아니거나 수지 부분이 적고 목질 부분이 많은 하품의 침향일 가능성이 높습니다.

하지만, 침향의 침수 여부가 중요한 구분요인임에도 불구하고 단순히 침수 여부만으로는 침향의 진위를 논하기가 쉽지 않습니다. 지구상에는 물에 가라앉는 나무의 종류가 약 20여 종이 더 있기 때문입니다.

침향의 색상과 질감에 따른 구분은 어떻게 하나요?

침향 색상 구분법은 침향의 침수 여부 다음으로 중요한 방법으로 정확한 판단을 위하여 반드시 태양광 아래서 감정이 이루어져야 합니다.

실내조명에 따라 침향의 색상을 정확히 판단하기 어려워서 침향의 색깔을 달리 판단하는 오류를 범하기 쉬우므로 침향의 색상을 감정할 때는 반드시 태양광 아래에서 해야 합니다. 침향을 연소할 때에 발향되는 침향 향기는 침향의 색상에 따라 그 향미와 약효도 각기 다르게 나타나므로 침향의 가치를 구별하는 요소로 침향 색상 구분법도 중요한 부분이 됩니다.

침향의 색상 구분법이 주요하다 하더라도 가장 중요한 요소는 침향의 수지(樹脂) 함유량임을 잊어서는 안 됩니다. 따라서 먼저 침향의 수지 함량을 체크해 보고 난 후에, 수지 함량이 유사한 것 중에 우수한 것을 선별하기 위한 목적으로 침향의 색상 비교를 하는 것이 좋습니다.

침향의 색상과 등급은 일반적으로 녹색, 진한 녹색, 금색, 황색, 흑색 순으로 구분되기도 하며, 자료에 따라 청(青), 적(赤), 백(白), 황(黃), 흑(黑)의 5종의 색채로 나누기도 하여 약간의 모호함이 없지는 않습니다.

침향나무를 베어 침향의 형성 여부를 볼 경우에도 나무의 수관에 검은 기름띠나 덩어리 같이 보이는 수지가 있는지 없는지를 살펴보아 판단하게 됩니다. 이렇듯 침향나무의 속살의 색상과 비교되는 수지는 검게 보이기 때문에 수지 함량이 높은 최상급의 침향도 얼핏 보아 흑색으로 보일 수 있습니다만, 자세히 살펴보면 녹색을 띄고 있는 것을 알 수 있답니다.

『중약대사전』과 일본의 침향의 색상 분류법에서도 녹색과 자색을 최고급 침향의 색상으로 분류하고 있으며, 진양(陈让)의 『해외일설(海外逸说)』에는 가장 좋은 침향 1급의 색상을 녹색이라 하였으며, 2급으로 심녹색, 3급은 금사색(微黃), 4급 황토색, 5급 흑색으로, 흑색이 최하위에 기록되어 있습니다.

침향의 질감에 대한 설명으로는 중국 청나라 왕앙이 『본초강목(本草綱目)』과 『신농본초경(新農本草經)』에서 발췌하여 편찬한 의서 『본초비요(本草備要)』에 아래와 같이 나와 있습니다.

'수지가 많아서 씹어보면 부드럽고 얇게 깎아서 비벼보아 뭉쳐지는 침향을 가장 귀히 여기며 황사침(黃蜡沉)이다.' 라고 기록되어 있는데, 여기서 황사침은 누를 황(黃), 납제 사(蜡) 또는 밀랍 납(蜡), 잠길 침(沉)으로 '황납침'이라고도 부를 수도 있는데, 이는 아마도 기남향을 일컫는 말로 실제로 기남향 같은 최상품의 침향은 일반 침향보다 수지 함량이 풍부하여 마치 갓 나온 떡을 쓰는 느낌이 들 정도로 부드러우며, 그 품질이 우수하고 약효가 뛰어납니다. 하지만 기남향은 침향 소장가들 조차 볼 수 없을 정도로 희소하고 귀하여 그 가치가 이루 말할 수 없을 정도입니다.

침향 생성 과정이나 침향 형태에 대한 구분법도 궁금합니다.

『동의보감』에서는 물에 뜨는 전향(煎香) 중에 닭의 뼈 모양을 한 것은 계골향(雞骨香), 말발굽 모양을 한 것은 마제향(馬蹄香), 비록 물에 가라앉더라도 속이 비었으면 계골향이라 하였으며, 침향 수지의 형성 과정에 따라 숙결, 생결, 탈락, 고루 등으로 등급을 나누고 있습니다.

오랜 고서에 기록된 침향의 다양한 구분법들이 지금의 상황과 맞지 않는 부분이 많이 있음을 이해하면서 참고적으로 알아두면 좋을 것 같습니다.

『동의보감』에 수록된 침향의 내용입니다. 生嶺南交廣. 土人見香木, 必以刀斫成坎, 經年得雨水所漬, 遂結香. 其堅黑, 中實, 無空心, 而沈水者

爲沈香. 浮水者爲煎香. 煎香中, 形如雞骨者爲雞骨香. 形如馬蹄者爲馬蹄香. 雖沈水而有空心, 則是雞骨也. 燔之極淸烈.『本草』

'침향은 영남 교광에서 자란다. 사람들은 침향나무를 보면 반드시 칼로 베어 생채기를 낸다. 그래야 오랜 세월이 지나면서 침향나무에 빗물이 스며들어 마침내 단단하고 겹으며 속이 빈 곳 없이 충실한 침향을 이루게 된다. 물에 가라앉는 것이 침향이고, 물에 뜨는 것이 전향(煎香)이다. 전향 중에 닭의 뼈 모양을 한 것이 계골향(雞骨香)이고, 말발굽 모양을 한 것이 마제향(馬蹄香)이다. 비록 물에 가라앉더라도 속이 비었으면 계골향이다. 침향을 태우면 향이 몹시 맑으면서 강렬하다.『본초』'

중국에서 영남은 지금의 광동, 광서동부, 해남성과 홍콩, 마카오 지역을 말하며, 계골향(鸡骨香)은 침향의 수지 함량이 낮고 기운이 약하여 약용으로는 적합하지 않아 피우는 향의 용도로만 사용을 합니다.

침향 수지의 응집 과정에 따라서 품질을 구분하는 방법으로는 자연히 속에서 응결된 '숙결(熟结)', 사람이 인위적으로 상처를 내서 수지가 형성된 '생결(生結)', 나무가 말라죽고 썩어서 수지가 저절로 떨어져 나온 '탈락(脱落)', 벌레가 침향과 침향나무를 파먹으면서 수지가 응결된 '고루(蛊漏, 충루)' 등이 있으며, 중국 송나라『철위산총담(铁围山丛谈)』과 명나라 본초학서『본초승아반게(本草乘雅半偈)』에서는 숙결을 최상품으로 분류하고 있답니다.

청나라 의서『본초비요』에는 자고새의 반점 같은 문양의

침향을 '황침(黃沈)', 소뿔과 같은 형태의 검은 침향을 '각침(角沈)'이라 기술되어 있습니다.

침향의 '성미'가 침향의 맛을 의미하는 것인지요?

침향의 성미는 부드러우며 맵고 쓰고 따뜻한 성질을 가지고 있습니다. 한의학 관점에서의 성미(性味)는 약재의 성질과 맛을 아우르는 말로 약재의 성미에 따라 약효가 결정된다고 할 수 있습니다. 하지만 향미 선호도는 사람마다 기호가 다를 수밖에 없기 때문에 객관적 기준을 잡기가 쉽지 않습니다.

일반적으로 향미가 좋은 침향이라 함은 수지 함량이 많고 목질 부분이 적어서 상대적으로 잡미가 없고 매운맛도 약하여 침향을 사를 때의 향미와 향연이 눈을 자극하지도 않으며 따뜻하고 맑게 느껴지며 여운도 잔잔하게 오래 남는 것을 말합니다.

침향의 성미(性味)는 맵고(辛) 쓰고(苦) 따듯(溫)하며, 질감이 부드러운 침향일수록 수지 함량이 높은 우수한 침향이라 할 수 있습니다. 수지 함량이 많아 품격이 높은 침향의 경우는 유지 성분으로 인하여 원래 문양이 잘 드러나지 않는 경우도 있습니다.

혀가 얼얼한 느낌이 들 정도의 매운맛의 침향은 주로 강심 작용에 사용하는데, 한의학(韓醫學)에서는 심양부진(心陽不振)의 증상에 따듯한 기운이 통하게 하고 심장의 양기 회복을 돕기 위해 '맵고 따뜻한 침향이 효과적이다'라고 하였습니다.

쓴 고미(苦味)의 침향은 신기허한(腎氣虛寒)의 증상에 처방되며 고미(苦味)의 하향성(下向性)으로 아래 장기인 신장을 따뜻하게 해주고 양기를 충만하게 해주며, 육계(肉桂)와 고미의 침향을 함께 섭취하면 인화귀원(引火歸元) 강신장양(强腎壯陽)에 도움을 준다고 합니다.

미세하게 느껴지는 침향의 맛에 대한 다양한 의견에서 침향의 미미한 단맛은 꿀이나 진한 설탕 냄새와 같으며, 신맛은 매실 또는 다른 산성 음식 냄새와 흡사하고, 매운 맛은 뜨거운 불에 당근과 붉은 고추의 냄새가 연상되며, 쓴맛은 혼합되거나 끓을 때 쓰라린 약초의 냄새가 난다고 하기도 합니다.

침향은 실온에서는 향을 발산하지 않다가 인체 온도에 이르러서야 비로소 그윽한 천년향기를 내뿜는 신비로움도 간직하고 있기에 침향을 연소할 때의 향미로도 구분하기도 합니다.

침향 구분법을 활용하여 자신 있게 침향을 구별할 수 있겠는데요?

위에서 간단히 알아본 침향 구별법은 어느 침향이 더 가치가 있느냐의 관점으로 본 것이고, 지금 침향 시장의 문제는 '진짜 침향이냐, 가짜 침향이냐'를 구분해야 상황에 놓여 있습니다. 가짜 침향의 문제점은 단순히 속아서 비싼 가격을 주고 침향을 구입한 것에 머무르지 않고, 몸을 이롭게 하기 위해 구입한 침향으로 오히려 몸을 망치는 결과를 초래할 수 있기 때문에 각별히 조심하여야 합니다.

오래 전부터 인정받아 오던 침향이 최근 들어 여러 목적으로 수요가 급증하면서 공급이 턱없이 부족하다 보니, 침향의 전반적인 가치가 상향 평준화되어 부르는 게 값인 고부가가치의 영물이 되었습니다. 그러다보니 고수익을 노린 장사꾼들이 눈속임 가짜 침향을 만들어 소비자들을 우롱하는 일이 만연하게 되었고, 이제는 이러한 현상을 당연시하게 하여 오히려 이러한 저가 침향을 찾는 소비자도 늘고 있는 실정으로 가짜 침향이 저가 침향상품 시장을 잠식하고 있다고도 할 수 있습니다.

하지만 가짜 침향의 문제점은 단순히 속아서 비싼 가격을 주고 침향을 구입하는 것에 머무르지 않는다는 점입니다. 침향의 좋은 기운을 받고, 침향으로 몸을 이롭게 하기 위해 구입한 것인데, 가짜 침향으로 인해 오히려 몸을 망치는 결과를 초래하기 때문입니다.

가짜 침향의 유향을 살펴보면, 침향나무와 유사한 비중의 물에 가라앉는 나무가 침향나무로 둔갑하는가 하면, 일반 나무를 침향처럼 보이게 하기 위해 화학 색소나 타르와 같은 것을 넣고 고압으로 쪄서 만들기도 하고, 침향과 유사한 구조의 나무에 침향 액을 발라 가짜 침향을 만들기도 합니다. 지금까지의 유구한 역사 속에 침향이 좋은 것은 충분히 검증이 되었다면, 이제는 몸에 좋은 침향을 얻기 위하여 진짜와 가짜를 구별하는 방법을 익혀야 하는 상황이 되어버렸습니다.

아래의 가짜 침향 구별법은 많은 소비자들이 농락당하는 아주 일부분의 기본적인 내용입니다.

1. 얼핏, 검은 침향 수지가 있어 보이지만, 물에 가라앉지 않거나 흑색의 염료가 흘러나온다.
2. 침향에 불을 붙여도 짙은 연기가 나지 않고 기름이 끓는 현상도 볼 수 없다.
   침향은 수지이기에 불을 붙이면 화르륵 불꽃이 타오르고 검은 연기가 납니다.
3. 불을 끈 후에 피어나는 침향 향기에서 몹시 짙은 인공향이 나거나 두통현상이 나타난다.

침향을 처음 접하는 초심자의 경우는 침향의 목질이 견실한지, 손에 쥐어 무게감이 느껴지는지, 색감이 깊은지, 윤기가 나는지, 결이 조악스럽지 않고 자연스러운지 등도 함께 자세히 살펴보기 바랍니다.

누구나 인정하는 '좋은 침향'이라 함은 색감이 깊고 질감도 세밀하여야 하며, 무엇보다 수지의 함량이 풍부하여 비중이 높고 중량이 무거워야 합니다. 또한, 침향의 향미도 진하고 감순(甘醇)해야 합니다. '좋은 침향'은 약효도 훌륭하여 인체에 유익하게 작용하게 되며, 침향의 은은하고 오묘한 향기는 몸과 마음을 편안하게 도와줍니다. 하지만, 그렇지 않은 저질 침향은 잡미가 나고 거부감이 생기는 것은 물론, 인체에 해를 입힐 수도 있으니 침향 구입은 신중을 기하여야 합니다.

： 침향의 기억과 기록들

천년의 세월로 빚어진 고결한 침향이여
세월 속 왕들의 사랑 짓을 마다하고
존귀함으로 천년 세월 변치 않더니
새삼 지금 우리와 연줄을 놓아
벌거벗은 모습으로 서 있구나

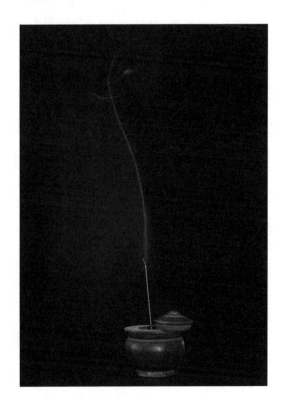

침향의 역사는 언제부터이고, 우리나라에는 언제부터 알려졌는지요?

침향은 오랜 옛날부터 그 가치를 인정받아 왔음을 알 수 있는 기록으로는 기원전 1400년경의 인도 산스크리트 베다스의 책자에도, 성서에도 그리고 약 2,000년 전에 네로 황제와 베스파시아누스 황제의 어의를 지낸 로마제국의 약리학자 페다니우스 디오스코리데스의 저서 『약물에 대하여(De Materia Medica)』에도 실려 있으며, 우리나라의 경우는 12세기 고려시대에 편찬된 『삼국사기』에 부모가 모두 왕족인 순수 혈통인 성골만이 사용할 수 있을 정도의 귀한 물질로 침향이 처음으로 등장합니다.

침향 문화에 대한 흔적은 신라 눌지왕 시대에 이르러 『삼국유사』의 기록으로 처음 등장하게 되는데, 아래 내용에서 보듯이 아마도 눌지왕 이전에는 향을 어떤 용도로 어떻게 사용하는지조차 모를 정도로 아예 향 그 자체를 몰랐던 것 같습니다.

중국 남조의 양나라에서 옷가지와 함께 향을 선물 받은 눌지왕(재위 417~458)은 신하들도 향의 쓰임새와 이름을 알지 못하자 '이것이 무엇에 쓰는 물건인가?' 하며 수소문하였고, 당시 신라에 불교를 전파하러 온 승려 묵호자에 의해 '이것은 향이라는 것이며, 태우면 향기가 짙어서 정성이 신성한 곳에까지 이르

므로 만일 이것을 태워 발원하면 반드시 영험이 있을 것입니다.'
라는 말을 듣게 됩니다. 그 즈음 왕녀가 큰 병을 앓고 있어 고민
하던 눌지왕은 묵호자에 청하여 향을 피우고 기도를 드려 마침
내 공주의 병이 곧 나았다고 합니다.

『삼국사기』에는 김유신 장군이 이웃나라의 침범을 막기
위해 향불을 피워 하늘에 기도하였다는 내용이 있는 것으로
보아 신라시대부터 향 문화가 발단되었음을 알 수 있습니다.

이렇듯 우리나라에서의 향 문화의 기원은 불교의 도입 시
기 즈음으로 향은 소원을 기원하는 매개체로도, 질병을 치유
하는 약물로도, 향기를 발산하여 주변을 정화하는 방향제 등
으로도 실생활에 다양하게 적용되며 전해져 내려온 것으로 유
추됩니다.

신라시대의 침향은 어떻게 이어져 왔으며, 당시 침향의 위치는 어느 정도였는지요?

신라시대에 처음 등장한 침향은 신라 신분제 골품제(骨品制)에
서 왕의 혈통을 이어받은 왕족 중에 양친 어느 한쪽만 왕족인
진골의 경우도 감히 침향을 사용을 하지 못하고, 오로지 양가
혈통 모두가 왕족인 성골만이 침향을 사용할 수 있었다는 것

은 당시 침향이 아주 극소수의 특권층만이 누릴 수 있는 특별하고 신비스러운 문화가 있었음을 알 수 있습니다.

침향의 약효와 신비스러움이 신라에 전파되자 침향을 태워 향기를 내거나 흠향을 하기도 하고 침향 훈연으로 의복이나 기물 등에 침향 향기가 스며들게 하는 등 많은 귀족들이 사용하게 됩니다. 이렇게 침향의 수요가 폭발적으로 늘어나다보니, 신라 제41대 헌덕왕(재위 809~826) 11년에 '침향은 귀중한 수입품으로 귀족들이 다투어 침향을 구입하는 것은 사치스러운 일이니, 지금부터 진골을 포함한 모든 귀족들이 침향을 사용하는 것을 금한다.' 라고 하기에 이를 정도로 당시 처음 접한 향 문화에 대한 이상과 동경이 상당했던 것으로 짐작됩니다.

침향 전파 초창기에는 귀족들과 일반 백성들까지도 효험이 있고 신비스런 침향을 두루 사용할 수 있었으나 신라 귀족들의 사치와 호화 생활이 도를 넘자 41대 헌덕왕에 이어 제 42대 흥덕왕(재위 826~836) 흥청망청 무분별한 소비로 이어지는 사회 풍토를 바로잡으려는 목적으로 침향뿐 아니라 터키석으로 만든 머리 장신구의 하나인 슬슬전, 향료와 모직품 등, 남쪽 바다를 건너온 사치품을 사용하지 못하게 하는 '남해박래품'의 사용 금지령을 공표하기에 이릅니다.

여러 기록에서 보듯이 침향은 우리나라에 최초 도입되던 시절부터 효험 있는 영약으로도, 신비스런 영물로도, 최고의 향재로도, 최고의 인기를 누려온 것을 알 수 있습니다. 또한, 사치 수입물품 중에서도 최상의 위치에 자리하여 최고의 권력자들만의 전유물이었음에도 그 공급물량이 턱없이 부족했었다는 것도 알 수 있습니다.

국교가 불교였던 고려시대에는 침향 등의 향 문화가 더욱 번창하였겠네요!

고려시대에서도 침향의 가치와 품격은 더욱 대단해져서 국가의 예를 표할 때면 어김없이 등장하여 침향을 사르게 되는데, 이때는 주로 의식의 시작을 알리기 위함으로 쓰인 듯합니다. 또한 불교국가로서 큰 절마다 향을 전담하는 향승(香僧)이 있을 정도로 향 문화가 심화되었으며, 불교에서의 침향 사름은 지극한 정성으로 부처님께 설법을 청하는 의미로 사용되었습니다. 또한, 침향의 약리적인 기능이 밝혀지면서 약재로의 사용도 본격화되었습니다.

고려는 동시대를 겪은 송나라(960-1279)의 향 문화에 영향을 가장 많이 받았다고 할 수 있습니다.

당시 송나라는 중국의 남해를 따라 유럽까지 향료를 수출하는 '향료길'이 열려 있었고, 『홍씨향보(洪氏香譜)』와 같은 향

관련한 서적들이 저술되었는가 하면, 일상의 삶에 중요한 부분으로 땔나무, 쌀, 기름, 소금, 간장, 식초, 차 등 7가지의 생활필수품인 개문칠건사(開門七件事)에 '향'을 더하여 개문팔건사(開門八件事)라는 말이 생겨났을 정도로 향 문화가 일상이 되고 있었습니다.

'향을 피우는 일'이 일상이었다는 것은 향 피우는 일이 기호의 수준을 넘어 생활의 일부분이 되었다는 의미로, 침향 등에 향을 살려 그 향연을 보며 시를 짓고 오수를 만끽하는 송대 선비들의 여유로움이 부럽기도 합니다. 이러한 송나라(960-1279)의 탐닉에 가까운 향 문화는 국가 간 최고 예물로 침향의 위치를 승화시키는 계기가 되기도 했습니다. 따라서 침향은 고려 왕실의 행사 등 공식적인 행사에 빠질 수 없는 필수 의례품이 되기도 하고, 왕이 신하들에게 주는 하사품으로도 사용되면서 자연스레 귀족들의 일상생활에도 스며들게 되었습니다.

고려시대에 대한 역사서인 『고려사』의 세가 9권에는 숱한 처방으로도 늙고 쇠약하여 풍습마비의 병을 치유하지 못한 고려 11대 문종(재위 1046~1083)이 중국 송나라에게 좋은 약초를 보내달라고 SOS를 하였더니, 송 황제가 가장 중요한 약재의 개념으로 약재목록 1순위로 해남도에서 침향을 구하고 약 100가지 약재를 기꺼이 보내주었다고 합니다. 고려 15대 숙종(재위 1095~1105)은 변비와 빈뇨를 다스리기 위해 '팔미지황탕'에 침향을 더했다고 하며, 고려 5대 경종(재위 975~981)은 간질을 다스리고 심신안정을 위하여 침향을 처방하였다는 기록이 있습니다. 고려 18대 의종(재위 1146~1170) 시절(고려사 세가 18권, 안정복의 동사강목 제9, 상)에는 나라의 흥망을 좌우할 국가 간에 최고 예우의 선물로도 침향이 등장합니다. 중국 송나라 황제는 금의 침략으로 위기를 맞자 금을 견제하기 위한 방편으로 고려와의 공조가 절실해지자 서덕영을 사신으로 급파하여 밀지와 함께 무엇보다 값진 최고 예물인 침향을 금, 은으로 만든 금은합 두벌에 담아 보내며 도움을 청하였습니다.

또한, 의종은 신미 5년(1151)에 왕명으로 최고의 영물인 침향으로 관음상을 조성하고, 그 침향 관음상을 궁전 내전에 봉안하라고 명을 내렸다고 합니다. 25대 충렬왕(재위 1274~1308) 시절에는 마팔국(馬八國)의 왕자 발합리가 사자를 보내어 침향을 비롯하여 가는 은실로 만든 은사모(銀絲帽)와 금으로 수놓은 머리띠 금수수파(金繡手帕), 명주실로 짠 피륙 토포(土布) 등을 바쳐왔습니다. 31대 공민왕(재위 1351~1374) 시기(고려사절요 제22권, 안정복의 동사강목 제14 하)에는 항주의 태위 장사성이 사신을 보내와 침향 등의 방문 예물을 바쳤으며, 공민왕 13년에는 명주의 사도(司徒) 방국진이 침향 등을 보내온 기록이 있습니다.

고려시대에서도 침향은 여전히 값비싼 수입품으로 최고의 가치를 인정받으며 향 문화의 중심으로 자리매김하게 되어 종교의식에서의 사용은 기본이고, 약재로 사용하기도 하며, 의복에 향기를 쏘이는 훈물의 용도 등으로 주로 화려하고 사치스러운 곳에서 귀족들이 향유를 즐기며 과시하려는 용도로 사용되었음을 여러 기록들에서 살펴볼 수 있었습니다.

고려 문신 이규보의 시문집 『동국이상국집(東國李相國集)』에 돌솥에 차를 달여 마시며 향로에 피어오르는 침향의 향연을 묘사하는 시구(詩句)가 실려 있는가 하면, 이규보가 아름다운 여인과 함께 노니는 자리에서 노래하다 사래 걸리자 침향 연기에 목이 메인 탓으로 넘기는 한량스런 시 한구가 있어 함께 내용을 들어봅니다.

연운갑제김벽현(連雲甲第金碧眩)
구름 닿은 금옥 웅장한 저택 현란하고

은산수수렴반권(銀蒜垂垂簾半卷)
은산 드리우니 주렴에 반쯤 걸렸구나

침향연저인생가(沈香烟低咽笙歌)
침향 연기 낮아 노래 소리 목이 메니

미인미소류여면(美人微笑流餘眄)
아름다운 여인 미소 띠며 곁눈질 하네

한편, 침향의 향기를 의복에 덧입히듯 향을 쏘이는 훈의에 대한 말은 많이 들었어도 그 기록을 볼 수는 없었는데, 고려 후기의 문신 이수(李需)의 시 교방소아(教坊小娥) 중에서 찾을 수 있었습니다.

'침향구복금유재(沈香舊服今猶在) 기사빙호구자아(記事氷毫口自哦)'

지금도 남아 있는 오랜 옷에 베인 침향 향기와 같은 추억을 회상하며 언 붓끝을 입으로 녹여가며 읊조린다는 내용으로 풀이해 봅니다.

세종대왕을 비롯한 조선의 왕들도 침향의 가치를 높이 여겼다던데, 어느 정도였나요?

조선시대에는 향을 전담하는 전향별감을 따로 두었으며, 부산 동래부사는 일본으로부터 침향을 수입하여 한양 궁으로 가져오는 일을 전담하기도 하였고, 일반 귀족들도 남녀 구분 없이 향낭을 하기도 하였답니다.

『조선왕조실록』에 실린 침향 관련된 내용은 총 142건으로 태종 3, 세종 24, 문종 2, 단종 4, 세조 6, 예종 1, 성종 13, 연산군일기 13, 중종 12, 명종 1, 선조), 광해군중초본 24, 광해군정초본 21, 인조 1, 현종개수 1, 숙종 2, 영조 4, 정조 4, 순조 1, 고종 2 건이 실려 있습니다.

세종대왕과 침향에 관계된 일화는 『조선왕조 세종실록』에만 무려 24건이 오를 정도로 우리나라 임금 중에는 역대급으로 가장 많은 것이 사실입니다. 또한, 중국에서 조선 왕이 즉위할 때마다 보내오는 축하예물에 침향으로 만든 침향병풍, 침향부채, 침향색상의 예복 등 침향공예품이 우선 품목에 올라 있었던 것으로 보아 이미 침향의 품격은 국가 간의 최고 예물로 자리를 꿰차고 있었음이 분명합니다.

우리 역사상 최고의 임금으로 꼽는 세종대왕의 침향 사랑을 알 수 있는 대목이 단지 세종실록에 가장 많이 언급된 침향의 횟수 때문이 아니라 세종실록에 담긴 침향을 애틋이 생각하는 세종의 마음 때문이 아닐까 합니다.

세종은 자신이 애착을 갖고 귀히 아끼는 사물에 대해서 특별히 '침향' 용어를 붙여 이름을 지어주었던 것을 좋아했습니다. 궁중의 잔치를 배설하던 곳의 이름을 '침향산'이라고 부르도록 하였는가 하면, 궁중 연회에서 춤을 추는 궁중무에도 '침향무'라는 이름을 붙여주었고, 침향의 색깔 중에 최고의 가치를 인정하는 녹빛 침향색을 신하들의 의복색에 적용하기도 하면서 침향에 대한 애정을 수시로 표출하고 있었습니다. 세종의 침향 사랑 이유를 침향의 약효를 꼽을 수 있지 않을까도 합니다. 세종은 20대부터 당뇨병인 소갈증을 앓아왔을 뿐 아니라 백성의 불편을 덜어주려는 열정과 노력을 담은 성실성이

과로와 운동부족을 피할 수 없었습니다. 이러한 세종의 습관은 생활습관병증으로 이어져 안질에 두통, 피부질환 등 각종 질환을 야기하여 상당한 고통을 받는 상황에 이르렀으며, 이러한 세종을 위한 어의의 처방 중에 침향이 들어가면서 치유에 많은 도움을 주었던 것이 아닐까 합니다.

또한, 세종은 당시 일본에 손바닥 크기의 침향으로 만든 부처상이 있다는 소문을 접하고 그 침향불을 구할 수 있다면, 조선의 여하한 보물과도 바꾸겠다는 말을 하였습니다. 이러한 세종의 침향 사랑을 간파한 일본에서는 신비의 영약으로 알려진 침향을 선물로 보내면서 국보인 대장경판과 바꾸자는 어림없는 말을 하기도 했답니다. 세종 6년(1424)에는 왕실 약재담당이 침향을 도둑질하다 발각되자, 세종은 대노하며 대신들에게 '왕이 먹는 것은 지중한 것이거늘, 어찌하여 이러한 간세의 무리를 안으로 들여 심부름하게 하였는가. 금후로는 약재의 입출고 시를 제외하고는 비록 관리하는 대언이라도 내약방에 출입하지 못하게 하라.' 라고 명하였습니다. 세종 14년(3집 421항), 약재 창고에 침향이 바닥을 보이기 시작하자 세종은 '주사나 용뇌와 같이 진귀한 약재들을 구할 수 있는 중국에서도 침향은 구하기가 쉽지 않은 물품이다. 예전에 아주 멀리 있는 나라에까지 가서 침향을 구해 오던 일본인들마저 제값을 쳐주지 않자 그 후로는 침향을 가져오지 않으니, 설사 비싼 가격을 주더라도 침향만큼은 반드시 구해오도록 하라.' 라고 명했다고 합니다.

세종 이후 세조 시절에도 일본 국왕이 대장경을 보내 줄 것을 희망하는 서신을 보내왔었는데, 그 답변으로 세조(3년, 7집 200항)는 침향으로 만든 일본의 불상을 찬탄하며 일본 왕에게 침향 불상을 보내 줄 것을 희망하였다고도 합니다.

성종 25년(12집 46항)에는 조선과의 무역에서 폭리를 취하는 일본 상인들과 무역을 금해야 한다는 신하들의 건의에 성종은 '침향과 용뇌 외에는 일본인들과 무역을 금하라. 하지만 침향만큼은 설령 비싼 값을 치르더라도 반드시 구입하도록 하라.'라고 명하였습니다. 그럼에도 불구하고 침향을 구입하지 못하자, 성종은 '몇 곱절의 값을 주더라도 꼭 구하도록 하라'라고 다시 명하였다고 합니다.

중종 18년(16집 193항)에는 영의정 김전자의 병이 날로 악화되어 여러 차례 혼미를 거듭함에 '침향강기탕' 처방으로 병을 치료하여야 하는데, 침향을 구할 수 없어 치료하지 못함을 안 중종이 침향과 기타 약재를 하사하여 영상의 병을 치료토록 하였다고 합니다. 중종 25년, 기근으로 구황(救荒)에 계책이 없는 상황임에도 왕실의 공물창고에는 침향 100근을 비롯한 공물들로 가득한 것은 궁중에서 절약하지 않았음은 물론, 공물을 미리 당겨서 징수하는 폐단 때문이라는 지적의 기록도 찾아볼 수 있었습니다. 중종 36년(18집 42항)에는 어려서부터 지니고 있던 소중한 침향염주를 잃은 태자가 귀한 물건은 그 것을 사용하게 될 궁중으로 다시 돌아올 것이라 믿고 조용히

기다렸더니 결국은 예상대로 오래지 않아 잃어 버렸던 침향염
주가 궁중으로 돌아왔고, 태자는 훔친 범인만 처벌하고 다른
사람들은 처벌하지 않았다고 합니다. 당시 귀한 침향을 되찾
는 과정에서 보여준 태자의 지혜로움과 인자로움에 칭송이 자
자했다고 합니다.

정조 10년(45집 68항)에는 침향이 너무도 귀한 나머지 국
왕이 직접 지내는 제사가 아니면 침향을 사용하지 못하도록
하고, 대신 자단향을 사용하도록 하였다고 하는 기록이 있습
니다.

광해군 8년(1616), 나라의 특별한 경사를 기념하기 위하여
치르는 증광회시(과거시험의 일종)에서 광해군의 책문 '섣달 그
믐밤의 서글픔, 그 까닭은 무엇인가?'에 대한 이명한의 답글
'인생은 부싯돌의 불처럼 짧습니다.'의 한 부분에 액땜을 하는
침향 풍습에 관련된 글귀가 등장합니다.

'침향나무를 산처럼 얽어서 쌓고 거기에 불을 붙이는 화
산(火山) 풍습은 언제부터 생긴 것인가?' 라는 글귀에서 보듯
이 섣달그믐 전날 밤에 침향에 불을 피워 그 신령한 기운으로
액을 쫓기 위한 액막이 행사가 오래 전부터 이어온 듯 유추됩
니다.

또한 조선시대 인문지리서인 『신증동국여지승람』의 황룡
사에 관한 김극기(金克己)의 시에서 사찰에서도 침향을 사용했
음을 알 수 있는 대목으로 '오래 앉아 있노라니 황금 향로에서

는 침향 연기가 전자(篆字) 모양으로 줄줄이 가로로 흩어진다. 불을 살려 향기로운 차를 시험 삼아 달이니 꽃무늬 자기(磁器) 에 흰 젖이 뜨네. 향기롭고 달아서 맛이 더욱 좋구나. 한 번 마시니 백 가지 생각이 없어지네.' 라는 부분이 있습니다.

이는 침향의 향기와 향연을 묘사한 것으로 침향의 흩뿌려진 하얀 향연이 한자의 서체처럼 부드럽고 오묘하여 찻물을 더 다려보니 침향의 향기가 더욱 우러나와 다기잔의 찻물 위로 가득하고, 이렇게 침향 향기 가득한 차를 마셔보니 '다른 생각이 나지 않을 정도로 아득하더라.' 라는 내용이 아닐까 합니다.

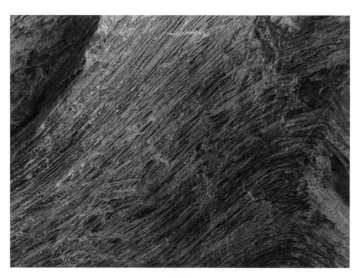

침향

우리나라 침향의 역사를 보여주는 흔적이나 문화재 등에는 어떤 것들이 있나요?

우리나라의 오랜 역사가 불교 문화권이다 보니, 아무래도 불교 문화재에 침향이 귀히 쓰임을 받아온 흔적을 볼 수 있습니다. 고고학의 발굴이 고대의 유물을 현대에 열어보는 것과 같이 부처님의 복장유물은 유구한 불교역사의 시대상과 변화를 알 수 있는 자료입니다. 부처님 불상의 복장유물이 어쩌면 지금의 타임캡슐이지 않을까 합니다.

침향은 각종 불경이나 귀한 예물을 안치하는 부처님 복장예물의 필수품으로 복장의 가장 높고 깊숙한 곳에 안치하여 침향의 강력한 살균력과 방부기능으로 복장내부를 청정하게 유지시키면서 천년의 세월동안 불상을 지키며 자신의 천년의 향기가 배도록 한다고 합니다.

1966년 불국사 석가탑 '사리장엄구에서 침향 조각이 나옴으로써 통일신라시대부터 침향이 귀히 쓰였다는 것을 짐작할 수 있습니다. 불국사 삼층석탑(석가탑)의 보수를 위해 탑을 해체하다 지금의 국보 제126호 '사리장엄구'에서 침향나무 조각이 발견되었으며, 이때 발견된 침향은 국보 제126-26호로 지정되었습니다. 침향이 성스러운 사리와 함께 있다는 것만으로도 당시 침향의 가치와 품격을 보여주는 증거가 아닐까 합니다.

2005년에는 우리나라에 남아 있는 가장 오래된 목조불상으로 알려진 보물 제1777호 해인사 법보전 비로자나불(신라시대, 서기 883년 조성)에서도 침향이 발견되었습니다. 불상의 보존을 위해 벗겨진 금칠에 다시 금칠을 하는 개금(改金)작업을 하다가 복장유물에서 침향을 발견한 것입니다. 당시 천년을 넘는 시간에도 복장예물이 완벽에 가까운 형태로 보존되어 있음에 감탄을 금할 수 없었다고 하며, 이러한 이유로 침향의 역할이 절대적이지 않았을까 추론해 보기도 한답니다.

고려시대(1346년)에 서산 문수사의 금동아미타여래좌상 복장유물에 함께 복장된 물목들의 목록을 자세히 기록되어 있는 『미타복장입물색기(彌陀腹藏入物色記)』에도 침향을 찾아볼 수 있습니다. 참고로 복장물목의 핵심은 후령통과 오보병으로 그 안에는 사리를 비롯한 세상에서 얻어지는 진귀한 물품들이 들어간다고 하니, 부처님의 복장유물이야말로 현존하는 과거의 조상님들의 타임캡슐이라 할 수 있지 않을까 합니다.

서산 문수사 극락 보전의 아미타 불상 봉안 당시 불상 바닥에 있는 직물류부터 불상의 배 부분의 발원문과 문서 류, 불상 가슴부분의 목함에는 오보병과 사리 심주 등이, 목 부분에서 복장을 넣는 후령통이, 남은 공간에는 다라니와 다량의 충전용지로 메워져 있었다고 합니다. 많은 복장 유물 가운데에 조선시대 관복과 군복에 입은 소매 없는 옷인 답호도 포함되어 있는데, 답호는 고려 중기부터 조선 후기까지 착용되었던 남자의 일상복으로 견직물의 광택을 함께 느낄 수 있는 고급스러운 소재인 견사와 모시를 섞어 짠 교직물로 주로 시원한 여름용 옷의 소재였다고 하니, 그 오랜 시절의 의복도 상당한 경지에 올라 있었음을 짐작해봅니다.

15세기 조선 세조 때에 간행되어 석가의 일대기를 그린 보물 제745호 『월인석보(月印釋譜, 1459년)』에는 '침향은 물에 잠기는 향이다.'라는 기록이 남아 있습니다.

최근 2020년, 경기도 군포 만수사 아미타부처님을 모실 때에도 복장예물을 넣기 전에 침향으로 복장 넣을 곳을 깨끗하게 하는 의식을 취하기도 하였답니다. 언젠가의 한참의 후손들이 그 복장예물로 우리처럼 지금의 우리를 바라보지 않을까 생각해봅니다.

이렇게 여러 곳에서 불교와 침향의 관계를 엿볼 수 있음을 '침향불 부처님'이라는 부처님의 명호 때문이 아닐까 하는 의견도 있지만, 어찌되었던 당시 침향의 가치와 위상이 대단하였음은 충분히 짐작됩니다. 귀한 침향으로 불상을 조성한다는 것은 지극정성의 의미뿐만 아니라 침향의 신령한 기운으로 법당을 청정하게 지키려는 의미도 담겨있다고 할 수 있을 것입니다.

「삼국지」에서도 침향이 나온다던데, 중국에서의 침향은 어땠나요?

우리나라의 침향의 약효와 처방, 가치와 기준 등, 오랜 기록들에서 중국의 영향을 받은 내용을 어렵지 않게 찾아볼 수 있습니다. 최근 들어 한류 열풍이 불면서 침향 공진단 같은 우리나라 건강식품류들이 중국시장에서도 각광을 받고 있음은 대단히 고무적인 일이라 할 수 잇을 것입니다.

국제 제약생명과학 저널(International Journal of Pharmaceutical and Life Sciences)에 침향이 고대 중국에서 서기 3세기에 언급되었다고 한 것과 같이 침향에 관한 중국 초기 기록은 한나라 말기에 완간된 본초학서인 『명의별록(名醫別錄)』과 304년에 저술된 『남방초본상(南方草本狀)』 등에서 찾아볼 수 있습니다.

침향은 중국 당 · 송나라 즈음부터 마음 수행법으로 향도에 사용되었으며, 명 · 청나라 시절에는 도인과 문인, 스님들이 조용한 공간에서 향도를 닦으며 심성을 수련하는 수단으로 사용했다고 합니다. 또한, 명나라 시절에는 지금의 홍콩에서도 침향이 생산되어서 당시에는 '향기가 나는 항구'라는 의미의 향구(香港)라 불렸다고 합니다.

한편, '『삼국지』를 세 번 이상 읽지 않은 이와는 상대를 하지 말라.'는 말이 있을 정도로 동양 최고의 고전이자 필독 도서로 인정받는 소설 『삼국지』. 도원결의를 맺고 함께 천하를 호령하던 유비의 두 아우 관우와 장비가 최후를 맞이하는 곳에서도 침향이 등장합니다.

관우는 최후를 맞는 순간 역설적으로 불멸의 신이 되었다고 할 정도로 영웅의 차원을 넘어 신격화, 우상시되어 지금까지 이어져 내려오고 있습니다. 이러한 관우의 죽음에 최고의 예를 갖추기 위한 목적으로 침향이 사용되었습니다. 형주 공방전에서 관우를 죽음으로 몰은 오나라 황제 손권은 유비와 제갈량의 복수가 두려워 관우의 목을 조조에게 보내게 되고, 조조는 손권이 자기에게 화를 돌리는 것을 알면서도 관우의 충의를 존경하여 왕후의 예로 침향으로 관우의 몸을 만들어 머리와 함께 지금의 관림인 낙양성 남쪽에서 장례를 지냅니다. 이러한 이유로 관우를 신격화하여 모시는 관제묘가 관림에 있으며, 관림의 관제묘는 중국의 삼대 관제묘 중의 하나로 전해 내려옵니다.

관우를 죽인 손권에게 보복하기 위해 동오로 출정한 장비는 관우의 죽음을 슬퍼하며 술을 마시고 만취하여 부하들에게 행패를 부리게 됩니다. 장비는 그 괴팍한 성격으로 인해 부하들에게 죽임을 당하게 되고, 장비를 죽인 부하들은 장비의 목을 오나라 황제 손권에게 바치게 됩니다.

당시 오나라 손권은 나라가 망할 지경의 급박한 상황으로 유비와의 강화가 절실한 상황이었기에 유비의 호의를 이끌기 위한 특단의 대책이 필요했고, 고심 끝에 손권은 최고의 예우를 갖추기 위해 그 어떤 보화보다도 진귀하다는 침향으로 만든 나무상자에 장비의 머리를 넣어 유비에게 보내 줍니다.

이렇듯 침향은 극강의 예우를 갖추어 주는 자리에 꼭 필요한 영물로서의 존귀함을 인정받아 왔음을 알 수 있습니다

한편으로 침향이 향락문화의 중심에서 자리하고 있는 기록도 찾아볼 수 있었습니다. 중국 당나라 제6대 황제 현종은 한때 며느리이기도 했던 중국 3대 미녀 중의 한명인 천하절색 양귀비를 후궁으로 들이기 위해 고민을 하다가 초호화 특급 이벤트를 기획하게 되었는데, 그 초호화 특급 이벤트는 바로 당시 최고의 사치품으로 알려진 침향나무로 침향 정자를 만들어서 선물하는 것이었다고 합니다. 평소 침향을 몸에 지니고 다닐 정도로 침향에 대한 애정이 남다르던 양귀비로서는 헌종의 구애에 감읍하지 않을 수 없었겠지요.

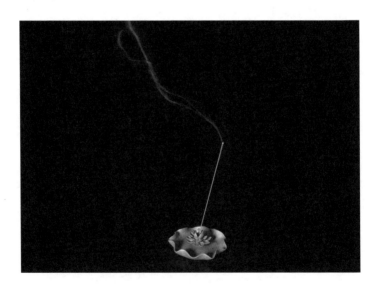

향도로 유명한 일본에서는 언제부터 침향을 사용하였나요?

일본은 6세기 즈음에 불교와 함께 향이 전래되었다고 합니다. 나라시대(710~794) 고켄 천황 시절에는 고급 귀족들에게 '매신라물해(買新羅物解)'를 작성하여 침향을 비롯한 수입 사치품의 규제를 할 정도로 향락문화가 발달되더니, 일본의 색채가 가득한 일본 고유문화가 시작되는 헤이안 왕조(794~1192)에 이르러 화려한 향 문화가 꽃을 피우며 서민문화로 확산되다가 에도시대를 맞아 향도문화로 들어섭니다.

　일본 나라시대 고켄 천황(749~758)은 귀족들 사이에서의 사적인 교역을 막고, 일본 황실이나 정부 수요품을 안정적으로 확보하고자 하는 목적으로 신라 김태렴 상단에게 '매신라물해(買新羅物解)'를 통해 귀족들의 물품 거래 전반을 관리하고 있었습니다. 이 시기는 장보고 선단 등이 활발하게 무역을 하던 시절로 일본에서도 신라와 마찬가지로 귀족들의 무분별한 사치향락문화가 정도를 넘어서서 일본 황실에서 구입하려는 침향 등의 수입 사치품의 양보다 귀족들이 사적으로 구입한 물품의 규모가 더 크지 않았나 싶습니다.

　나라시대의 중요 문물을 보관되어있는 나라현 동대사(東大寺, 도다이지)의 북서쪽에 위치한 일본의 왕실창고 정창원(正倉

院, 쇼소인)에는 당시 신라 상인 김태렴에게 구입한 물품 등이 다수 보관되어 있습니다. 정청원 최고의 보물로 꼽히는 일본 최대 침향은 천정2년(1614)까지 황수향이란 명칭으로 기록되어 있는 '란사대(길이 1m56cm, 최대직경 37.8cm, 무게 11.6kg)'로 광명 황태후가 756년 동대사에 보관할 즈음의 란사대 무게는 13kg이었으나, 그 후 역대 천황이나 장군들이 조금씩 떼어 사용하거나 하사품 등으로 주다 보니 무게가 줄어서 지금은 약 11.6kg 정도라 합니다.

일본 봉건시대의 무사 사무라이들이 행운을 비는 의식으로 침향 연기를 갑옷에 입히는 훈의를 하고 전투에 임할 정도로 침향은 행운의 상징이 되기도 하였습니다.

1606년 일본 에도막부 시대를 연 도쿠가와 이에야스는 침향 중에서도 상품인 기남향을 구하기 위해 동남아시아의 여러 왕들에게 일일이 사신까지 보낼 정도로 침향 수집에 열정적이었다고 합니다. 당시 '중하급 침향을 구하기는 그다지 힘들지 않으나 침향 중에서도 가장 좋은 기남향을 얻기는 매우 힘드니 점성국(베트남) 왕의 도움을 희망합니다.' 라고 보낸 서신의 답으로 점성국왕이 약 27관(1,012.5kg)의 기남향과 50관(1,875kg)의 침향을 보냈다는 기록을 찾아볼 수 있습니다.

향 문화의 절정을 이룬 에도시대에 한 지방영주가 품격이 훌륭하다하여 '백작'이라 부른 최상급 침향 기남향에 얽힌 이야기가 있어 소개합니다. 1624년 호소가와 타다오키 영주는 두 명의 가신(무사)에게 반드시 '백작' 침향을 구해오라는 명을 내리게 됩니다. 한 가신은 침향의 가격이 너무 비싸니까 구입하지 말자 하고, 다른 한 가신은 주인의 명이니 그래도 구입을 해야 한다고 하며 의견대립을 하다가 무슨 일이 있어도 침향을 구해야 한다는 충성심이 강한 가신에 의해 동료 가신이 죽게 되고 침향은 영주 품에 안기게 됩니다. 남은 가신은 비록 명령 때문이었지만 동료를 죽였다는 죄책감을 이기지 못하고 스스로 목숨을 끊었다고 합니다. 충성스런 두 가신을 죽음으로 몰고 간 오명을 쓴 침향 '백작'이 궁금해지기도 하지만, 한편으로 두 가신의 충성심과 그 시절 그들만의 의리에 대해 다시한번 생각해보게도 됩니다.

침향은 오묘하고 탁월한 향기로 인하여
수천 년 전부터 천상의 향으로 추앙을 받으며
불교, 기독교, 이슬람교, 힌두교를 비롯한 다양한 종교에서
종교 의식의 필수품으로, 또는 성물로도 사용되어 왔습니다.
관련 기록들을 살펴보며 침향의 가치를 이해해 봅니다.

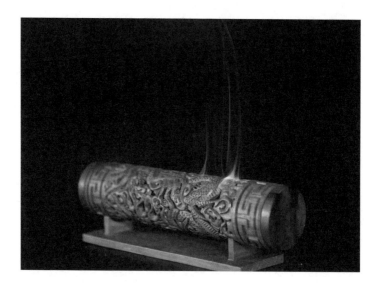

성경에서도 침향이 나온다는데, 그것이 사실인가요?

침향은 아기 예수가 태어났을 때 동방박사들이 바친 예물 중에도, 예수가 십자가에 못 박혀 돌아가셨을 때 성체에 침향 가루를 발라 안장하는 곳에도 등장하여 예수의 탄생과 죽음에 상징적인 쓰임을 받았으며, 성경 신·구약에 약 5회 정도 기록이 되어 있을 정도로 그 가치와 효능이 오래 전부터 인정받아 왔습니다.

성경 구약 시편과 민수기, 레위기에 향과 향로에 대한 기록이 심심찮게 등장합니다. 아래는 그중에 침향이 관련된 성경 말씀과 번역 글을 올려 봅니다. 영문 성경에서 'aloe'는 침향의 'Agarwood'를 일컫는 말이랍니다.

잠언 7장 17절

have perfumed my bed with myrrh, aloes and cinnamon.

침대는 요를 펴고 이집트산 화려한 천을 깔아 놓았고 자리엔 몰약에다 침향과 유계향을 뿌렸다.

아가서 4장 14절

nard and saffron, calamus and cinnamon, with every kind of incense tree, with myrrh and aloes and all the finest spices.

(나의 신부는) 계피와 각종 유향목과 몰약과 침향과 모든 귀한 향품이요.

민수기 24장 6절

Like valleys they spread out, like gardens beside a river, like aloes planted by the LORD, like cedars beside the waters.

굽이굽이 뻗은 계곡과 같고 강물을 끼고 꾸며진 동산 같다. 야훼께서 손수 심으신 침향과 같고 물가에서 자라는 백향목 같다.

요한복음 19장 39절

빌라도의 허락을 받아 요셉은 가서 예수의 시체를 내렸다.

And there came also Nicodemus, which at the first came to Jesus by night, and brought a mixture of myrrh and aloes, about an hundred pound weight.

그곳에 니고데모 또한 왔어요, 어떤 이냐만 처음에 예수님을 밤에 찾아왔던 자이지요, 몰약과 알로에를 섞은 것을 가지고 왔어요, 대략 100파운드(약 45.35kg) 무게이지요.

시편 45장 8절

All your robes are fragrant with myrrh and aloes and cassia; from palaces adorned with ivory the music of the strings makes you glad.

물약과 침향과 육계 향기로 당신의 옷들이 향내를 피우고 상아궁에서 들리는 거문고 소리도 흥겹다.

언젠가 스님들께서 침향으로 염주를 하고 계신 것을 봤어요. 침향이 불가와 어떤 연이 있는지요?

세계 3대 향 중에 침향만이 식물 향기이어서인지, 특히 불교 문화에서 침향을 능히 3계에 통할 수 있는 중요한 향이라 칭하며, 침향의 향기를 '열반의 향기'라고도 하고 있습니다. 불상은 복장의식과 점안식을 행함으로써 비로소 경배의 대상으로 인정되고 예불을 받게 되는데, 이때 가장 중요한 복장 공양물로 침향을 꼽고 있습니다. 침향 염주는 생각하는 구슬이라 불리며 번뇌를 소멸한다는 의미를 담고 있습니다. 또한, 침향은 부처님의 말씀을 수행함에 있어서도 대단히 중요한 물품으로 가치를 인정받고 있습니다. 『금광명경(金光明經)』에서 '향을 피우는 공덕은 이루 말할 수 없기에 우리는 모든 인간의 왕이신 부처님이 계시는 곳에 갖가지 향을 사른다.' 라고 기록되어 있습니다.

이렇듯 불가에 중요한 부분을 차지하고 있는 향 중에도 특별대우를 받고 있는 것이 바로 침향입니다. 향 중의 제왕이라 불리는 침향에 대한 불교의 신뢰는 더욱 깊어『법화경』에서는 침향을 하늘의 꽃비로 묘사하며 하늘나라의 최고 향기로 칭송하고 있습니다.

불교의 이치와 수행의 방법을 구체적으로 제시하고 있는 『능엄경』에도 침향에 대한 의미 있는 내용이 있습니다. 향엄동자는『능엄경』25원통장(圓通章)에서 '나무도 공기도 아니고 연기도 불도 아닌 것이 멀리 떨어지면 향기가 묻어나지 않고 가까이 끌어오려도 따라오지 않다가 향기를 맡으니 마음에 남아있던 잡념이 사라지므로 침향이 흠향하는 수련에 으뜸이더이다.' 라며 수련을 하다가 침향을 피우니 쉬이 깨달음을 얻을 수 있었다고 말하고 있습니다.

모든 불교 경전 가운데 가장 존귀하게 여겨지는 경전인 『법화경』제17 분별공덕품에 침향이 하늘의 꽃비로 묘사되어 '침수향과 전단향이 보드라운 가루비로 내리고, 허공중에서는 하늘북이 저절로 울리니 아름다운 소리가 깊고도 멀었다.' 라고 표현되어 있는가 하면, '제19 법사공덕품'에는 '법화경을 몸에 지니는 자는 지상에 있으면서도 천상에 있는 모든 향기를 맡는다.' 라고 하여 최고의 으뜸 향으로 침향을 언급하고 있는 것을 알 수 있습니다.

탁한 물에 핀 연꽃이 청정과 정화의 삶이라면, 오랜 인고의 세월 버텨 와서는 스스로를 태워 주위를 맑게 하는 침향은 희생과 배려의 삶이 아닐까 합니다.

참나무를 천년 동안 묻어두면 침향이 된다고 하던데, 맞는지요?

참나무나 녹나무를 묻어두는 매향(埋香)에 대한 말씀이군요. '개 꼬리 삼 년 두어도 황모 되지 않는다.'는 속담처럼 참나무를 묻고 천년을 기다린다고 하여 참나무가 침향이 될 수는 없겠지요. 하지만 귀하게 여긴 침향에 영험한 기운이 깃들어 있다고 생각했던 시절에 천년 후손들에게 귀한 침향을 선물하기 위한 우리 조상들의 깊은 고민의 흔적이 매향문화에 담겨 있다고 볼 수 있습니다.

참나무 등을 심어 침향이 되도록 하려는 매향문화는 여러 의미를 담고 고려시대에 등장하게 됩니다. 매향은 참나무나 향나무, 녹나무 등의 향목을 갯벌에 묻어 두는 것으로 바닷물과 민물의 교차작용과 갯벌의 다양한 성분들로 인하여 보다 단단하게 굳어지는 물질변화를 거치면서 천년의 세월이 경과하면, 비로소 물에 가라앉는 침향이 되리라 희망했던 것으로 사료됩니다. '천년 후세에 미륵불이 세상에 출현하여 한량없는 중생을 해탈시키는 새로운 미륵불의 세상이 도래한다.'는 불교신앙의 용화(龍華)세상에 대한 간절한 염원이 고려시대에 이르러 정점을 향하게 됩니다. 이러한 염원은 천년 후의 미륵불에 최고의 예우를 어떻게 할 것인가에 까지 이르게 되고, 그 방안으로 오랫동안 귀한 영물로 극진한 대접을 받아온 침향이 최고의 미래 예물로 당첨이 됩니다.

하지만 당시에도 구하기가 쉽지 않았던 귀한 침향이 천년 후대에는 존재하지 않을 수 있다는 생각에 이르자 이에 대한 대비책이 필요했고, 천년 침향을 확보하기 위한 방편을 고민하다가 결국에는 향나무를 심어 침향을 만들어 보려는 매향의 개념을 도입하게 됩니다.

과학이 발달된 지금 시각에서의 매향은 어이없는 희망사항으로 보이지만, 당시의 개념으론 충분히 그럴 수도 있겠다는 생각을 해봅니다.

한편에서는, 왜구의 침략이 많았던 시절의 해변지역에서 매향이 이루어지고 매향비가 세워진 것으로 보아 외부 침입에 대한 두려움에 떠는 백성들의 안전을 기원하며 불안해하는 민심을 달래주고 희망을 주려는 목적이 있지 않았을까 하는 의견도 있습니다.

어찌되었던 매향비에는 힘든 삶을 영위하면서조차 후세를 걱정하며 다가올 미래를 준비하던 우리 조상들의 삶과 의식이 담긴 소중한 증거가 되는 것으로 매향비와 매향비의 의미가 오늘을 사는 우리에게 더욱 값진 선물임이 아닐까 합니다.

천년의 세월을 지나서 침향이 되어 스스로 떠올라 세상에 이로움을 주기를 기원하는 매향의식은 우리민족의 은근과 끈기, 안배와 희망이 담긴 기다림 미학의 결정판이요, 침향의 가치를 'Top of the Top'으로 인정하는 것이라 할 수 있을 것입니다.

매향이 말로만 전해 오는 것인지, 아니면 실제 매향의 흔적이 있는 건지요?

대표적인 매향의 흔적으로 매향비(埋香碑)를 들 수 있습니다. 우리 선조들은 천년 후손을 위한 마음으로 영험한 침향을 남겨주기 위하여 향목을 갯벌에 묻고는, 이러한 사실을 증거를 남겨놓기 위해 암각이나 비에 새겨두었답니다.

『한국민족문화대백과사전』에 의하면, 우리나라에서는 고성 삼일포(1309년, 고려 충선왕), 정주(1335년, 고려 충숙왕), 사천(1387년, 고려 우왕), 암태도(1405년, 도선 태종), 해미(1427년, 조선 세종) 등 다섯 지역에서 매향비가 발견되었답니다.

발견된 매향비의 매향 시점과 발견 지역의 유사점을 찾아

보면, 고려 말기 즈음부터 민물과 바닷물의 경계지역인 것을 알 수 있습니다. 불가에서는 미륵불이 용화세계에서 성불하여 수많은 중생들을 제도할 때에, 그 나라에 태어나서 미륵불의 교화를 받아 미륵의 정토에서 살겠다는 소원과 염원을 매향비에 담았다고도 하니, 산과 계곡에서 내려오는 산곡수(山谷水)와 해수가 만나는 지점이 최적의 매향지라고 여긴 불교문화의 영향을 받은 것으로 추정하게 됩니다.

조선이 개국(1392)되기 5년 전인 고려 우왕 13년(1387)에 만들어진 높이 1.6m, 넓이 1.3m의 조그만 사천 매향비에는 임금의 만만세와 국태민안이 새겨져 있다고 하니, 시들어가는 고려에 대한 충정을 느낄 수 있는 부분이 아닐까 합니다. 한편에선 4,100명이나 되는 어마어마한 사람들이 모여 있었다는 것으로 보아, 현실적인 새로운 세상에 대한 의지가 담겨 있지는 않았을까 하는 시각으로 보는 경향도 있습니다.

나라가 조선으로 바뀌어도 별반 차이가 없었던 민초들은 탐관오리들의 탄압과 왜구의 노략질 등의 고단한 삶에서 벗어나 고통 받지 않고 살고자 하는 간절한 마음을 매향에 담으면서 매향의식이 점차 발전하게 되지 않았을까 하는 견해에 무게가 실립니다.

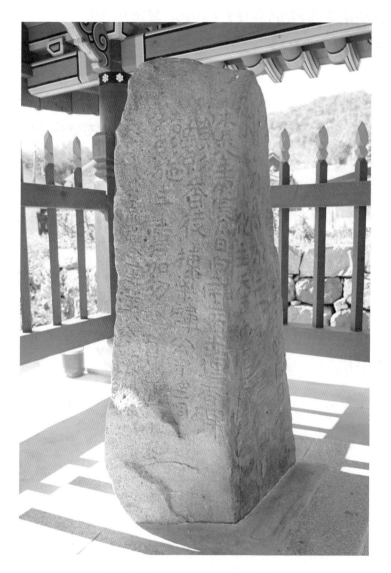

매향비 (전남 영광군 법성면 입암리)

매향비를 발견하였으니, 당연히 실제 매향도 발견되었겠지요?

매향이 침향이 된다는 것은 과학적으로는 불가능한 일이므로 그것을 믿는 사람은 없겠지만, 과거 조상들은 '천년이 지나 미륵불이 오실 때에 나무토막이 침향이 되어 있으리라'는 믿음을 갖고 매향을 하고, 이를 기념하기 위해 매향비를 세웠습니다. 하지만 매향 위치에 매향비를 세우면, 후세에 침향이 되기도 전에 매향을 캐낼 것을 우려하여 매향을 한 위치를 정확히 표기하지는 않았다고 합니다. 이러한 이유에서인지 한 때 과거의 타임캡슐이라 할 수 있는 매향을 찾아보겠다고 전국의 주요 매향비 주변을 뒤졌지만 한 토막의 매향도 찾지 못했다고 합니다.

2011년 8월 2일, 진도군 군내면 녹진리 해변에서 영화 소설처럼 매향나무가 나타났습니다. '향목이 갯벌 속에서 수백 년이 지나면 침향이 되고, 침향이 된 뒤에는 바다에서 용이 솟아오르듯 스스로 침향이 떠오르게 된다.'는 매향 침향의 전설처럼 진도 앞바다 갯벌에서 매향나무 등걸의 일부가 물 위로 솟아올랐습니다.

양식장 수로 확보를 위한 갯벌 굴착공사 과정에서 갯벌 속에 묻혀 있던 매향나무 등걸이 발견되었는데, 나무의 길이가 무려 960cm, 밑동 둘레는 540cm나 되어서 중장비를 동원하여 간신히 뭍으로 끌어올릴 수 있었다고 합니다. 탄소동위원소 측정한 결과, 놀랍게도 매향 시의 나무 수령은 약 500년이 넘는 녹나무로 밝혀졌고, 매향이 된 지는 대략 1670~1770년이나 된 것으로 밝혀졌습니다.

이렇게 2,200년 즈음의 세월을 인고하며 기다려온 녹진리 매향 녹나무는 매향에 깃든 민중구원의 염원을 담아 고금도 수효사 '침향 삼존불'(아미타불, 미륵불, 약사여래불)로 다시 태어나게 됩니다.

백제시대 우리 선조들이 수령 500년이 된 귀한 녹나무가 침향이 되기를 기원하며 천년 후의 후손들을 위해 정성껏 남해 갯벌에 매향을 한 것을, 1700년 지난 지금의 후손들이 조상들의 염원대로 매향 녹나무로 침향 삼존불을 조성하였음은 참으로 고무적인 일이 아닐까 합니다.

녹진리 매향 녹나무는 한국에서의 '매향의식'에 대한 역사적 사실을 입증하는 데에 아주 중요한 단초가 될 뿐 아니라 지금까지 발견된 매향비를 근거로 통일신라시대부터 매향의식이 태동되어 고려부터 매향이 이루어졌을 것이라던 추측이 잘못된 것으로 우리나라에서의 매향은 통일신라부터 이루어졌다고 보아야 할 것입니다.

아래는 당시 완도 신문에 실린 녹진리 매향 녹나무 사진입니다.

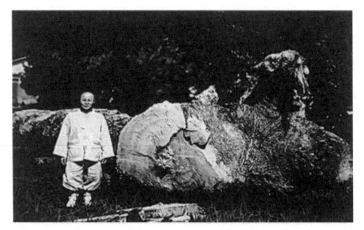

출처: 완도 신문

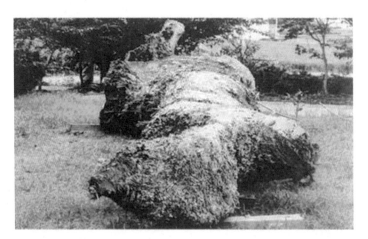

출처: 완도 신문

침향이나 매향에 대한 사연담긴 이야기가
있는지요?

침향의 전설로 마을 이름이 침향이 된 평안북도 정주시의 '침
향리'가 있고, 침향리 앞 바다에 침향 글자가 새겨진 '침향바
위'에 대한 전설이 있습니다.

신석기시대부터의 문명 흔적이 있을 정도로 옛날부터 물
물교역이 흥하여 살기 좋은 지역으로 소문났으며, 정기적으로
열리는 정주시장을 모르는 사람이 없을 정도로 유명한 평안북
도 정주시에 '침향리' 라는 마을이 있습니다. 침향리는 1914년
정주군 이언면 삼리가 행정구역 개편이 되면서 옛날에 침향나
무가 자라던 마을이라 하여 침향동으로 개칭되었다가 1994년
에 평안북도 정주시 침향리로 되었다고 합니다.

열대기후대에서 자라는 침향나무가 겨울철에 북서계절풍
의 영향을 직접 받아 한서의 차가 심한 대륙성기후의 북한 평
북지역에서 자랐다는 말에 의아심을 가질 만도 하지만, 침향
리 부근은 바다의 영향을 받아 내륙의 어느 군보다 비교적 따
뜻한 편이라고 합니다.

그럼에도 침향나무가 자연적으로 자라기는 쉽지 않은 상
황인데, 어떻게 해서 '침향나무가 생겨났을까?' 하는 의문이
생겨 찾아보니 '침향리'에 얽힌 침향의 전설이 나옵니다.

한 스님이 열대지방에 갔다가 늘 푸른 침향나무가 주는 다양함에 반하여 약 300여 그루의 침향나무를 배에 싣고 가던 중에 평안북도 정주시 마을 앞 바다에 이르러서 잠시 쉬어가려고 한 바위 앞에 닻을 내리고 뭍에 오릅니다.

스님은 이곳 경치의 아름다움에 반하여 차마 떠날 엄두가 나지 않아 어쩔 수 없이 이곳에 정착하기로 마음을 먹고는 싣고 왔던 침향나무를 내려 잘 자라도록 정히 심고 침향나무를 가꾸면서 여생을 보냈다고 합니다.

훗날 스님으로 인해 침향나무가 번창하고 마을이 융성하게 되자, 이를 기리기 위해 사람들은 당시 앞바다에 닻을 내린 바위에 '침향'이라는 글자를 새겨 넣고 '침향바위'로 부르게 되었다고 합니다.

미당 서정주의 시(詩) '침향'에도 매향 이야기가 등장합니다. 후손들을 위한 우리 선인들의 마음이 느껴지는 매향 이야기 부분을 옮겨 봅니다.

'침향(沈香)을 만들려는 이들은, 산골 물이 바다를 만나러 흘러내려 가다가 바로 따악 그 바닷물과 만나는 언저리에 굵직굵직한 참나무 토막들을 잠거 넣어 둡니다.

침향(沈香)은, 물론 꽤 오랜 세월이 지난 뒤에 이 잠근 참나무 토막들을 다시 건저 말려서 빠개어 쓰는 겁니다만, 아무리 짧아도 2~3백 년(百年)은 수저(水底)에 가라앉아 있은 것이라야 향(香)내가 제대로 나기 비롯한다 합니다.

천년(千年)쯤씩 잠긴 것은 냄새가 더 좋굽시요.

그러니 질마재 사람들이 침향(沈香)을 만들려고 참나무 토막들을 하나씩 하나씩 들어내다가 육수(陸水)와 조수(潮水)가 합수(合水)치는 속에 집어넣고 있는 것은 자기(自己)들이나 자기(自己)들 아들딸이나 손자 손녀들이 건져서 쓰려는 게 아니고 훨씬 더 먼 미래(未來)의 누군지 눈에 보이지도 않는 후대(後代)들을 위해섭니다.

그래서 이것을 넣는 이와 꺼내 쓰는 사람 사이의 수백(數百) 수천 년(數千年)은 이 침향(沈香) 내음새 꼬옥 그대로 바짝 가까이 그리운 것일 뿐, 따분할 것도, 아득할 것도, 너절할 것도, 허전할 것도 없습니다.

침향 관련하여 재미난 이야기가 더 있는지요?

침향 관련 이야기는 수도 없지만, 그중 당나라 현종을 사로잡은 중국 대표미인 천하절색 양귀비의 이야기를 빼놓을 수가 없을 것 같습니다.

자료에 의하면, 당시 양귀비는 소양인으로 다른 장신구는 일체 배제하고 침향 목걸이만 하고 다녔다고 합니다. 왜, 양귀비는 침향을 목걸이로 사용하였을까요? 아마도 양귀비는 상당히 명석하고 현명한 여인이지 않았나 싶습니다.

아마도 양귀비는 침향이 일반적인 상온에서는 향을 발하지 않지만, 인체의 체온에 이르러서는 향을 발산하는 침향의 발향 원리를 이미 알고 있지 않았을까 짐작해 봅니다. 이 원리를 알고 있었던 양귀비는 자신의 체질이 따뜻한 소양인임을 인지하고 침향으로 목걸이를 하여 자신의 체온으로 침향의 천상 향기가 몸에서 발산되도록 하여 자신만의 매력을 더욱 부각시켰던 것이 아닐까 합니다.

만약에 정말 그러 했다면 양귀비는 상당히 똑똑했던 여인으로 미인은 그냥 만들어지는 것이 아니라는 생각에 고개가 끄덕여집니다.

한편, 양귀비의 침향 사랑이 극진함을 알게 된 현종은 양귀비의 환심을 사기 위해 온천 휴양지 화청궁(華淸宮)을 대대적으로 중건하고, 양귀비가 좋아하는 침향나무로 정자를 지어 침향정(沈香亭)이라 부르며, 그 뜰에는 양귀비가 좋아하는 모란을 심었다고 합니다.

아래는 당시 현종의 초대로 침향정에서 양귀비가 손수 먹을 갈고, 이태백이 시를 지어 불렀다는 유명한 시 '청평조사(淸平調詞)'입니다.

雲想衣裳花想容 (운상의상화상용)　　春風拂檻露華濃 (춘풍불함로화농)

若非群玉山頭見 (약비군옥산두견)　　會向瑤臺月下逢 (회향요대월하봉)

구름 같은 치맛자락, 꽃 같은 얼굴　　살랑대는 봄바람, 이슬 맺힌 농염 꽃

군옥산 산마루 서왕모가 아니라면　　달밤 요대 아래에서 만난 선녀리라

一枝濃艶露凝香 (일지농염로응향)　　雲雨巫山枉斷腸 (운우무산왕단장)

借問漢宮誰得似 (차문한궁수득사)　　可憐飛燕倚新妝 (가련비연의신장)

한 가닥 홍모란 이슬 맺혀 향기롭고　　운우지정 무산신녀 공연히 애끓노라

한나라 궁중 여인 누가에 비기려나　　가련한 조비연이 새 단장을 한듯하네

名花傾國兩相歡 (명화경국양상환)　　常得君王帶笑看 (상득군왕대소간)

解釋春風無限恨 (해석춘풍무한한)　　沈香亭北倚欄干 (침향정북의난간)

모란도 경국미인도 서로 좋아하니　　임금님도 마냥 웃으며 바라보누나

봄바람 속 끝없는 한을 풀어내려고　　침향정 북쪽 난간에 기대어 서네.

　　훗날 일설에는 당나라의 현종이 양귀비에게 선사한 흥경궁의 침향정의 향이 그다지 매력적이지 않았다고 합니다. 아마도 현종이 열을 받아야 향을 발산하는 침향의 원리를 이해하지 못하여서 그랬던 것은 아닐까 싶기도 합니다.

침향의 원산지인 베트남에는 '침향 호랑이'에 대한 전설이 있습니다.

　　과거 베트남에서는 좋은 침향을 구하기 위한 방법으로 호

랑이를 산 채로 잡았는데, 이렇게 위험한 행동을 한 이유는 호랑이의 자연 치유 능력을 높이 산 것이라 합니다.

호랑이에게 상처를 입힌 후에 도망가도록 풀어주면, 호랑이는 상처를 치료하기 위해 아픈 몸을 이끌고 어렵사리 영험한 나무를 찾아가서는 남은 힘을 다해 날카로운 발톱으로 나무를 긁어서 나무의 진액이 나오게 합니다. 그러고는 자신의 몸을 나무의 진액에 비벼서 상처에 묻도록 하기도 하고, 진액을 핥아서 먹기도 한답니다.

사람들은 호랑이가 스스로를 치유한 효험 있는 나무를 찾아가 보곤 실망이 이만저만이 아니었답니다. 호랑이를 치유해준 영험한 나무라는 것이 주변에 흔하디흔한 침향나무였기 때문입니다. 그런데 그 침향나무를 가만히 살펴보니, 다른 침향나무와 달리 호랑이가 찾은 침향나무 안에서는 이상하게 끈적끈적한 진액이 흘러나오더라는 것이었습니다. 사람들은 호랑이를 치료해 준 것은 단순한 침향나무가 아닌 신비스런 샘물이 솟아나듯 침향 수지액이 흐르는, 침향이 형성된 침향나무란 것을 비로소 알게 되었답니다.

이 이야기는 베트남에서 회자되어 '침향을 찾는 호랑이' 또는 '침향 호랑이'로 전설이 되어 지금까지 이어지고 있는데, 우리는 이 '침향 호랑이'의 전설에 담긴 침향 내용 몇 가지를 짚어 봅니다.

우선 전설의 내용 속에 침향 구하기가 쉽지 않음을 알 수 있습니다. 귀한 침향을 얻기 위해 선행되어야 하는 것이 무서운 호랑이를 죽이는 것도 아니고 산 채로 잡는 것이라 하니, 여간 어려운 것이 아니겠지요. 또한, 사경을 헤매는 호랑이가 죽기 살기로 찾아간 묘약은 바로 침향나무 수액을 따라 형성된 침향으로, 모든 침향나무가 아니라 반드시 침향이 있는 희귀한 침향나무여야만 치유효과가 있다는 것을 전설에서 말하고 있습니다.

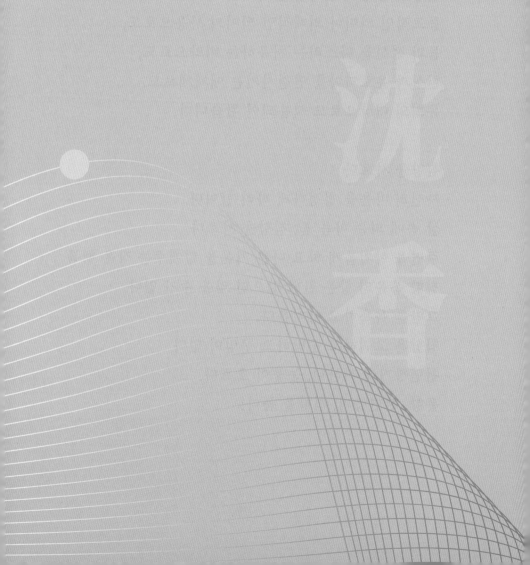

제2장

철 학

：침향 향내음 속으로

침향 향사름과 침향 향들음은
일상의 긍정적 변화를 끌어내는 유익한 의식으로
종교적인 의미나 의례적인 의미의 사용으로도,
몸과 정신을 다스리는 치유하는 비약으로도,
현실과 유토피아를 연결시키는 매개체로도,
유희의 대상으로도 적용되어 왔습니다.

침향을 사르다
자신의 마음을 청정하게 하려 함이다
삶 속에 피는 마음 꽃, 침향을 사르다
주변을 향기롭게 하고 나쁜 기운을 없애주는 작은 행복
침향 특유의 향은 한번 맡으면 잊을 수가 없다
그만큼 독특하고 향기롭다.
침향은 고귀하고 순박하고 꾸밈이 없다
천년향기에 취하니, 눈물이 흐르다.
문향, 천년향기, 침향을 품다!

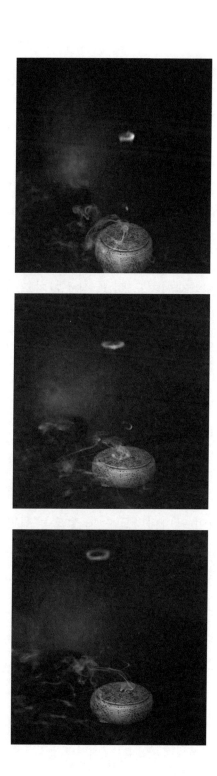

향재로서의 침향을 어떻게 이해하는 것이 좋을까요?

침향은 사람의 체온인 36.5℃ 이상의 열을 받아야만 오묘한 향기를 품으며 기운을 발산하는 신비한 물질입니다. 따라서 침향의 향기를 음미하는 것도 물론 좋습니다만, 침향의 향기와 더불어 침향이 뿜어내는 기운을 느껴보고 마음으로 이해해서 자신의 것으로 만들어 보았으면 하는 바람입니다.

침향은 때론 약재이기도 하고 식품이기도 하며 천연 공예품이 되기도 하지만, 천연 그대로의 향기로서 침향의 향기를 흠향하는 것만으로도 심신을 편안하게 하여 정서적 안정을 줄 뿐만 아니라 다양한 치유에 도움을 주는 신비한 영물이라 할 수 있습니다.

침향은 그 자체로도 훌륭한 향재입니다. 굳이 어찌 이해하려하는 것보다 있는 그대로의 침향 향기로 받아 주면 될 것 같습니다. 기를 동반한 오묘한 침향 향기를 흠향하여본 사람이라면, 수련의 목적이 아니더라도 어느 정도는 침향의 '기운'을 느낄 수 있으리라 사료됩니다. 또한, 조금만 더 집중을 하다보면, 침향의 그 오묘한 기운이 심신을 긍정으로 이끌어주는 것도 함께 느낄 수 있을 것입니다.

침향 향기의 신비스런 체험이 어쩌면 유익한 새로운 문화를 접하게 되는 계기를 만들어 주기도 하고, 이로 인해 자신의 품격과 자존이 바로서는 기회를 제공하기도 합니다.

'침향 사름'과 '침향 들음'이 다른 것인가요?
아니면, 무엇을 말하는 것인가요?

'침향 사름'이 침향을 피우는 행위로 자신의 몸을 희생하여 서서히 연기로 사라지면서 발산하는 침향의 천년향기를 음미하며 삶을 풍요롭게 만들어 가는 것이라 할 수 있습니다.

침향 사름은 자신의 몸을 희생하여 서서히 연기로 사라지면서 발산하는 침향의 천년향기를 음미할 수 있는 간편하고 훌륭한 방법으로 침향을 사르는 행위를 말합니다.

바삐 돌아가는 현실의 굴레에서 소중한 나와 우리의 삶에, 한 자루의 침향을 태움으로 공간을 향기롭고 건강하게 만들 수 있습니다. 침향의 아름답고 그윽한 향기는 공간을 함께한 모든 사물에 스며들어 그들의 향기가 되기도 하고, 나의 향기가 되기도 하기 때문입니다.

스스로가 중심이 되어 마음의 위안을 갖는 나만이 조용한 의식, '침향 사름'의 시간은 소중한 나와 우리의 삶에 잠깐의 여유를 얻을 수 있지는 않을까 합니다.

마음을 쉬게 하고 기분을 평안하게 하는 그윽한 침향의 묘한 매력은 향을 사르는 순간 바로 펼쳐집니다. 잠시만, 바쁘지만 잠시만이라도 하던 일을 멈추고 침향을 하나 사르며 그냥 가만히 있어보는 겁니다.

마음을 쉬게 하고 기분을 평안하게 하는 그윽한 침향의 묘한 매력은 향을 사르는 순간 바로 펼쳐집니다. '향을 싼 종이에선 향내가 난다'는 말처럼 어느 샌가 내 몸에도 침향의 향기가 배어 주변에 좋은 에너지를 나눠주게 될 것입니다.

잠시만, 바쁘지만 잠시만이라도 하던 일을 멈추고 향을 하나 사르며 그냥 가만히 있어보는 겁니다. 행복한 삶을 원하는 소중한 당신께 감히 침향 사름의 의식을 권해봅니다.

'침향 들음'은 나만의 작은 의식으로 천년향기 침향을 흠향하여 뇌 기억 저편의 긍정의 에너지를 깨우고 심신을 편안하게 안정시켜 자신의 중심을 잃지 않고 건강하게 삶을 영위하려는 럭셔리한 문화라 할 수 있습니다.

좋은 침향을 피우면, 굳이 무얼 하려하지 않고 가만히 있기만 해도 몸과 마음이 편안해집니다. 침향을 사르는 순간, 뇌 기억 저편의 긍정의 에너지가 깨어나고, 뇌파는 알파파로 바뀌어 심신을 편안하게 안정시켜 주기 때문입니다.

바쁜 업무 중이라면 가볍게 침향 한 자루를 피워 침향 사름을 하고, 그냥 하던 일을 마저 하면 그만입니다만, 공간과 시간이 여유로워서 자신이 중심이 되는 시간을 갖고자 하거나 복잡한 심경에서 평안을 찾아볼 요량이라면 '침향 들음'의 문향 시간을 가져 보는 것은 어떨까 합니다.

'침향 들음'은 향도구를 이용하여 코의 들숨으로 향을 들이며 침향의 천년향기를 가늘고 길게 음미하는 것으로 침향의 천상향기를 음미하는 고전적 흠향방법과도 같습니다. '침향 들음'으로 오묘한 침향 에너지가 온몸에 퍼지다 보면, 예전에 모르던 색다른 편안함과 행복감을 느끼실 수도 있습니다.

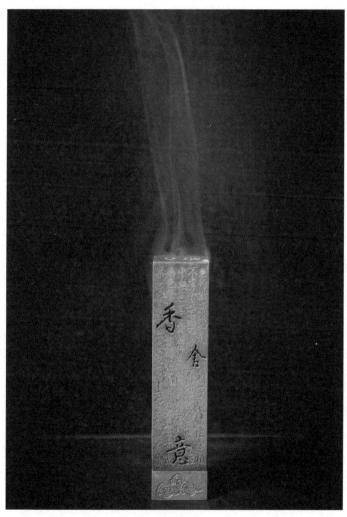

향사름

막연해요. 구체적으로 침향 들음과 침향 사름이 인체에 어떤 영향을 주나요?

침향 향내음은 뇌를 자극하여 복잡한 감정 상태에서 나오는 뇌파인 베타파나 델타파를 편안한 마음 상태로 스트레스를 줄여주고 집중력도 향상시켜주는 안정적인 뇌파인 알파파로 바꾸어주며, 나아가 기억력 증진과 두뇌 발달은 물론 치매 예방에까지도 도움을 주게 됩니다.

신비에 싸였던 침향의 비밀들이 과학의 발전과 함께 하나둘 베일을 벗게 되면서 더욱 다양한 분야에서 침향 연구가 진행되고 있습니다.

침향의 분자구조 크기에 대한 연구에서는 침향에는 혀의 미각으로 느낄 수 있는 향의 입자가 있는가 하면, 코를 대고 향기를 맡아야 느낄 수 있는 작은 입자도 있으며, 바로 뇌에 자극을 주는 아주 작은 입자도 존재하고 있음이 밝혀졌습니다. 아마도 등산을 할 때에 숲에서 불어오는 신선한 바람을 느끼며 자신도 모르게 심호흡을 크게 하였던 경험이 있을 것입니다. 이때에 가슴뿐 아니라 머리까지도 시원해지는 것을 느낀 적이 있었을 텐데, 이는 호흡으로 숲에서 뿜어내는 피톤치드 등의 정유성분이 코를 통해 뇌로 전달되어서 뇌가 상쾌함을 느끼게 된 것입니다.

침향에 함유된 정유성분은 숲의 피톤치드와 같아서 침향

향기가 비강(코)을 통해 들어와 신경말단(Nerve ending)에 닿으면 코에서 미처 향을 느끼기도 전에 뇌를 자극하는 촉매제가 되어 세로토닌(Serotonin)의 분비를 촉진시키게 되는데, 행복 호르몬이라 불리는 세로토닌은 곧바로 우리의 몸과 마음을 편안하게 하고 안정을 취하게 도와줍니다. 침향 향기를 처음 접하는 사람들에게 자주 듣는 말이 '설명하기가 힘들지만, 침향 향기를 맡으니 마음이 편안해진다.' 라는 말입니다.

현대를 살아가고 있는 우리의 몸은 우리 자신조차도 느끼지 못할 정도로 늘 긴장 상태에 놓여 있습니다. 침향의 향기는 정신신경계를 즉시 안정화하는 약리적인 효능이 탁월하여 우리 몸의 긴장된 신경들을 일순에 무장해제함으로써 복잡다단한 감정 상태에서 나오는 베타파나 델타파와 같은 뇌파를 안정적인 알파파로 바꾸어줍니다.

이러한 침향 향기의 유익함이 과학적으로도 밝혀지면서 아이들의 학습에도, 어른들의 명상이나 힐링 프로그램에도 다양하고 적극적으로 활용되고 있습니다.

침향 선향을 피우는 것은 어렵지 않아서 쉽게 할 수 있을 것 같아요.

주변을 향기롭게 하고 나쁜 기운을 없애주려는 나름의 조용한

의식인 침향 사름은 우리에게 소소한 행복을 선사해줍니다. 침향 사름으로 점점 행복해지는 하루하루를 경험해보세요.

침향 사름이란 침향 선향 한 자루를 피우는 간단한 행위를 말하는 것으로 침향 선향을 피우고 가만히 있기만 해도 침향이 스스로 알아서 하얀 운무춤을 추며 침향의 기운과 향기를 발산해주므로 우리는 가만히 우리의 일을 하면 됩니다. 시간에 여유가 있으면, 침향의 향연에 젖어들어 보고 그것을 느껴 보는 것도 아주 좋습니다.

침향 사름은 자신의 몸을 희생하여 서서히 연기로 사라지면서 발산하는 침향의 천년향기를 음미하고 그로부터 얻어지는 긍정의 에너지로 삶을 풍요롭게 만들어 가는 작은 의식이라 할 수 있습니다. 침향 사름으로 피어난 아름답고 그윽한 침향의 향기는 공간에 함께한 모든 사물에 스며들어 그들의 향기가 되기도 하고, 또 나의 향기가 되기도 합니다. '향을 싼 종이에선 향내가 난다'는 말처럼 침향 사름으로 내 몸에 침향의 향기가 배게 되면, 어느샌가 주변에 좋은 에너지를 나눠주는 나를 발견할 수 있을 것입니다. 한 자루의 침향을 태워 공간을 향기롭게 하는 나만이 조용한 의식인 향 사름의 시간을 통해 바삐 돌아가는 현실의 굴레에서 마음의 위안을 찾아보고, 소중한 나와 우리의 삶에 잠깐의 여유라도 가져 보는 것을 어떨까 합니다.

마음을 쉬게 하고 기분을 평안하게 하는 그윽한 침향의 묘한 매력은 향을 사르는 순간 바로 펼쳐집니다. 잠시만, 바쁘지만 잠시만이라도 하던 일을 멈추고 침향 선향을 하나 사르며 그냥 가만히 있어보는 겁니다. 행복한 삶을 원하는 소중한 당신께 감히 향 사름의 의식을 권해봅니다.

침향 사름을 어느 때에 하면 좋을까요?

우리에게 익숙한 향사름으로는 가정에서 이루어지는 명절 의식과 종교나 장례문화에서의 의식 등을 꼽을 수 있으며, 이러한 선입견들로 향을 사르는 행위가 제한적으로 외면되어 오기도 하였습니다. 하지만, 향사름 문화는 향연에 염원을 담아 하늘로 오르게 함으로써 인간의 근원적인 바람과 소망을 표현하는 곳에서나 스스로를 정화하여 균형을 잃어가는 심신의 중심을 잡아주는 치유 영역에 더 많이 적용되어 왔습니다.

가족과 친구들이 함께하는 특별한 날, 특별한 곳에서 침향의 향기를 함께 한다면 분위기는 더욱 화려해지고 우아해집니다. 침향 선향에 불을 사르면, 잠자고 있던 천년 향이 깨어 우리 몸을 노크하고 공간에 활력을 주어 건강하고 즐거운 분위기를 만들어 줍니다.

일상 어느 곳에서든, 어느 때든 침향 사름으로 여유로운 시간을 함께할 수 있습니다. 아래에 예를 보면서 자신에게 어울리는 기분 좋은 경우를 찾아보세요. 침향 사름은 소중한 대화의 자리에도 잘 어울립니다. 중요한 사람이나 사랑하는 사람들, 소중한 벗들과 함께 즐기는 자리에 침향 사름의 향기는 여유와 편안함을 제공해줍니다.

침향 사름은 홀로 명상의 자리에서나 고도의 정신수양과 학습 시에 정신을 맑게 합니다. 정신 수련이나 명상과 사색의 자리에도, 집중이 필요한 정신 활동 자리에도 침향 사름은 그 깊이를 더해 줄 것입니다.

침향 사름은 침실에서도 아늑한 분위기를 연출해 주며, 치유와 원기회복에도 도움을 줍니다.

부부간의 사랑이 더욱 강건해질 수 있으며, 잠을 깬 새벽녘에도 침향의 기운을 느끼실 수 있을 것입니다. 하루의 지친 몸과 마음의 피로를 풀어주고, 심신안정으로 불면증으로부터 편안한 수면을 약속합니다.

침향 사름은 소중한 사람을 맞이하는 곳에서도 좋습니다. 지인이나 친구, 가족과 소중한 사람을 마중하여 반가움을 표현하기 위한 목적으로의 침향 사름은 상대방에 대한 존중의 의미를 부여합니다.

침향 사름은 종교시설과 사업장이나 매장, 사무실에서도 유효합니다. 사찰이나 성당, 교회에서는 예로부터 영물인 침향을 사용하여 왔습니다. VIP 사업장이나 매장에서의 천상향기 침향 사름은 고객의 격을 높여주며, 사무실 직원들의 집중력을 높여서 능률을 올려줍니다.

침향 사름을 위한 침향 선물은 직위 고하, 장소를 불문하고 최고의 선물이 됩니다. 예로부터 침향은 국가 간의 선물로, 왕이 왕에게 선물하던 영물이었습니다. 가장 소중한 분들에게, 특별히 감사함을 표해야 할 때, 때로는 스스로의 존엄을 위하여서도, 침향은 최고의 선물이 될 것입니다.

이렇듯 침향 사름은 자신을 위해서도, 찾아오는 소중한 인연을 위해서도, 간절한 염원을 기원하는 곳에서도 극진한 배려와 존중의 마음을 표현하고 확인하는 중요한 도구가 되기도 합니다. 침향 사름은 어느 공간에서든 침향의 천년향기로 채워 이로운 기운으로 만들어 줍니다.

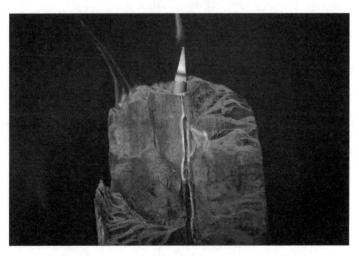

침향 정향(불향) 사름 [침향 향연이 폭포처럼 흐르다]

종교 의식에도 향사름을 하던데, 향사름이 주는 종교적 의미는 무엇인가요?

다양한 종교 의례에서 향사름(분향) 의식에는 찬양과 공경의 의미뿐 아니라 소통을 바라는 간절함이 담겨 있다고 할 수 있습니다.

불교에서는 부처님께 바치는 중요한 공양물로 향이 들어가는데, 여기서의 향은 깨달음을 의미하며, 자신을 태워 주변에 좋은 향기와 기운을 두루 나눠주기에 희생과, 공덕, 화합을 상징하기도 한답니다.

성경에서 향사름의 기록을 엿볼 수 있는 대목이 있습니다. 성경 시편(141편 1-2절)에 다윗이 자신의 기도가 하나님과의 소통되기를 간절히 바라며 향을 피우고는 '여호와여, 내가 주를 불렀사오니 속히 내게 임하소서. 내가 주께 부르짖을 때, 내 음성에 귀를 기울이소서. 나의 기도가 주의 앞에 분향(焚香)함과 같이 되며 나의 손드는 것이 저녁 제사 같이 되게 하소서.'

미사 중에 하는 분향의 의미는 분향을 통해 세속과 성별(聖別)되는 거룩함을 드러내기 위함이고, 하나님께 바치는 제물임을 알려주는 의미라고 합니다. 장례식에서의 분향 의미는 죽은 육신을 하나님께 봉헌하고 하나님께서 품안으로 받아 주시기를 청하는 의미와 동시에 하나님의 자녀로서 누리는 마지막 품위로서의 표현을 담고 있다고 합니다.

침향을 피워보고 싶은데, 향을 피우는 것이 귀신을 불러들이는 행위 같아 찜찜해요.

향을 피우는 분향의식이 제사 등에도 행하여지다 보니 마치 혼을 부르는 것으로만 단정 지어 부정적 개념으로 생각할 수도 있으나, 실제 종교적 시각에서는 오히려 공경과 찬양의 의미로 분향을 하며 부정을 제거하고 정신을 맑게 하는 긍정적 이미지가 더 크다고 합니다.

우리가 향 피우는 분향을 볼 수 있는 환경이 주로 제사나 장례식장, 무속신앙에서다 보니 분향이 마치 향을 피워 귀신을 불러들이는 주술적 행위로 미신같이 생각할 수도 있습니다만, 향을 피우는 문화 속에는 조상들의 훌륭한 과학적 지혜가 담겨있답니다.

예부터 국가의 중요한 의례나 마을 행사, 집안 애경사 시에 향을 피워 왔습니다. 이러한 중대사에 향을 피운 이유는 무얼까요? 행사가 열려 여러 지방의 많은 사람이 한곳에 모인다는 것은 다양한 세균과 바이러스 등의 병균에 노출되는 환경이 야기되기도 하고, 서로의 병균과 바이러스를 교환하는 장소가 되기도 합니다. 오래 전부터 한의학에서는 한약재를 끓여서 그 향을 쐬는 훈증법과 한약재를 태워서 발생하는 향기를 쐬는 훈연법의 치료법이 있었기에 이러한 개념을 바탕으로 행사를 치를 경우에 병균이나 바이러스 등을 제거하고 사멸시켜서 혹시 모를 질병을 예방하려는 목적으로 향을 피우게 된 것이라 합니다.

종교적으로는 대부분의 종교 의례 시에 공경의 의미를 담아 향을 사용하기도 합니다.

기독교 문화권에서는 아기 예수의 탄생과 예수님의 죽음에도 침향이 소용되었을 정도로 의미가 깊으며, 성경 구절에도 인간이 하나님께 나아가는 방법으로 향을 사용한 기록이 있다고 합니다. 미사 중에 분향을 통해 세속과 성별되는 거룩함을 드러내기도 하고, 장례식에서의 분향은 죽은 육신을 하나님께서 품안으로 받아 주시기를 청하는 한편, 하나님의 자녀로서 누리는 마지막 품위를 표현 방법으로의 의미를 담고 있다고 합니다.

불교에서는 부처님께 바치는 여섯 가지 공양물 가운데 하나인 향은 깨달음을 의미하는 해탈향이라 칭하며, 자신을 희생하여 주위에 좋은 향기를 나눠주기 때문에 회생, 화합, 공덕을 상징하기도 한다고 합니다. 우리나라 향 문화는 불교를 통해 질병 치료제의 개념으로 전파되었으며, 부정을 제거하고 정신을 맑게 함으로써 신명과 통한다는 의미를 담아 분향을 한다고 합니다.

일반적인 일상에서는 심신 수양의 한 방법으로 거처하는 방안에 향을 피우기도 하고, 향낭을 만들어 향주머니를 몸에 지니고 다녔으며, 향주머니를 하고서야 부모님께 문안을 드리러 갔다고 합니다.

조상들은 기(기운)의 개념으로 향을 접하기도 하였습니다. 동그란 부분은 기가 순조롭게 흐르지만 모가 나거나 꺾인 곳에서는 기의 흐름이 원활하지 않다고 하여 추녀 끝에 풍경을 달아 바람으로 풍경을 울게 하여 나쁜 기운을 흩어 버리려 했던 것처럼, 향의 기운이 공기를 타고 사방으로 흩어지는 원리의 개념으로 적체(몸 안에 쌓인 기로 인하여 덩어리가 생겨서 아픈 병증)나 식체 등에 침향과 같이 향을 지닌 약초를 사용했다고 합니다.

침향의 향기와 같이 향은 어떤 장소나 사물에 나쁜 기운이 정체되지 못하도록 흩어버리는 기운을 담고 있다고 보는 견해가 맞지 않을까 합니다.

향사름의 침향은 어떤 형태를 하고 있으며, 어떤 것을 고르는 것이 좋을까요?

일반 향들과 같이 침향 역시 사용되는 용도에 따라 다양한 모양새를 하고 있습니다만, 침향의 경우에는 일반적인 향들과 달리 보아야 할 부분이 있습니다. 침향을 적용하는 것이라면 어떠한 경우에서라도 비중을 두어야 할 부분이 바로 침향 수지의 순도입니다. 그리고 어떤 부형제를 얼마나 사용하였는지도 염두에 두어야 할 것입니다.

일반적인 향들이 향재와 부형제를 혼합하여 여러 형태로 만들어진 것과 같이 향을 피우는 침향의 경우에도 침향분말과 부형제를 혼합하여 만들어진 다양한 형태가 있습니다.

시중에서 어렵지 않게 볼 수 있는 볼펜심처럼 가늘고 긴 원통형 모양의 선향은 향을 향로에 수직으로 세운다 하여 일주향이라고도 하며, 선향을 향재 위에 뉘어서 수평으로 태운다 하여 한자어 누울 '와(臥)를 써서 와향(臥香)이라고 합니다.

원추형 모양의 뿔 같이 생겼다 하여 뿔향, 또는 각향(角香)의 이름으로 불리는 정향(正香)이 있습니다. 침향 정향을 피우게 되면, 침향의 천년향기가 하늘로 오르다가 어느 순간이 되면 하늘로 오르던 침향의 향기가 하얀 운무를 만들며 아래로 흐르게 됩니다. 가라앉는 침향의 성질이 담겨 있어 하얀 운무를 만들면서 천년향기를 뿜으며 아래로 아래로 흘러 우리의 정서를 안정적으로 더욱 풍요롭게 만들어 주는 침향 정향에는 바른 향기라는 의미가 담겨 있답니다.

부처님 전에 향화가 꺼지지 않게 하기 위함이나 오래 태울 수 있는 향이 필요한 경우에는 모기향처럼 둘둘 말린 권향(卷

香)을 사용하게 됩니다. 그 외에도 가루로 만들어진 가루향이 있으며, 한약의 둥근 환약 모양과 같이 만들어진 환향(丸香)이 있고, 침향편을 조각낸 편향(片香) 등이 있습니다.

번잡한 마음을 달래고 마음의 평안을 찾기 위한 방법으로도 침향 사름을 찾는 경우가 많습니다. 대부분은 사용하기 편리한 선향을 피우게 되지만, 가루 향을 마음 심(心)자 모양의 향틀에 정성을 들여 붓고 향을 피움으로 마음을 다스리며 운치도 돋우는 '심자향'도 간혹 사용하고 있습니다.

조선 성리학자 김종직의 시문집 '점필재집'에 심자향이 실린 시구가 있는 내용입니다.

장일한소심자향 목계하처지고봉 자면춘수빙풍기 촉발수인면수장(長日閑銷心字香 木雞何處只孤凰, 紫綿春睡憑風起, 觸撥愁人錦繡腸) 긴 날 한가로이 심자향 사르니 목계는 어디가고 외로운 봉황만 있는가, 해당화 봄잠에 졸다가 바람에 깨니 복잡한 근심 다스릴 생각 떠오르네.

일반적으로 향이라 하면 우리가 일상에서 흔히 볼 수 있는 선향이 떠오르겠지만, 향의 형태는 상황이나 쓰이는 용도에 따라, 지역이나 나라에 따라서도 달리 사용하게 되므로 상황에 따라 적절히 사용하면 좋을 듯싶습니다.

어떤 형태의 침향 사름이든 피어오르는 향연을 바라보며

침향의 천년향기를 흠향하는 것만으로도 마음을 고요의 세계로, 몸은 평안의 이완상태로 이끌어 주는 것을 경험하게 될 것입니다.

몸에 좋지 않은 성분이 들어 있는 선향들도 있다던데, 어떻게 알 수 있을까요?

침향으로 선향을 만드는 것이 쉬운 일만은 아닙니다. 침향을 부형제와 혼합하여 국수처럼 길게 뽑는 과정에서 여차하면 부러지기 십상입니다. 그래서 선향이 쉬 부러지지 않게 하기 위하여 부형제를 사용하게 되는데, 이때에 천연 성분이 아닌 화학 성분의 부형제를 써서 단단하게 만드는 경우도 있다고 합니다. 따라서 육안으로 보아, 선향의 두께가 가늘고 단단하면 의심을 해보는 것이 좋습니다.

이제 침향이 얼마나 함유되어 있느냐에 따라 그 가치가 달라지는 것을 충분히 알 수 있을 것입니다. 침향 제품 가격에 영향을 주는 것은 침향의 함량이지 부형제가 아니기 때문에 굳이 화학 부형제를 사용할 이유는 없습니다. 또한, 천연 부형제를 사용하여도 충분히 선향을 만들 수 있습니다.

침향을 아는 사람이라면 결코 하지 않을 행위지만, 그럼에도 불구하고 장사의 목적으로 화학 부형제를 사용하는 사람들도 없지는 않은 것 같습니다. 이럴 경우, 육안으로 판단하는 방법으로는 선향의 두께를 보는 방법이 유일하다 할 수 있습니다. 화학성분을 굳이 논하지 않더라도 부형제를 많이 넣은 선향의 경우는 부형제의 역할로 선향이 가늘고 단단하며 탄성이 있으므로 일단 배제하는 것이 좋습니다. 아니면 선향 하나를 빼어 불을 붙여 향을 맡아 보는 것이 가장 좋은 방법이라 할 수 있습니다.

향을 피워 바로 불쾌한 향이 느껴지는 것은 당연히 사용하지 않는 것이 좋습니다만, 문제는 좋은 것 같기도 하고 그렇지 않은 것 같기도 한 것 같은 약간 미묘한 부분이 느껴지는 선향의 경우가 고민스럽습니다.

이때는 침향선향을 피워놓고 잠시의 시간을 두어봅니다. 만약에 호흡이 차츰 짧아지면서 조심스러워지기 시작한다면 이는 인체가 독성을 최소화하기 위한 반응으로 호흡기관이 좁아지고 점차 숨을 참아가며 호흡을 하도록 하는 반응일 수 있습니다. 즉, 부형제의 독성을 막기 위해 몸이 스스로를 폐쇄하여 유해성분이 몸으로 침투되는 것을 막기 위한 생리적 보호반응이 작동된 것입니다.

이러한 현상을 굳이 이해하려 하지 않아도 괜찮습니다. 향을 피우고 나서 호흡이 긴장되고 조심스러워지면 본능적으로 보호 작용이 작동된 것으로 인지하고, 향을 제거하거나 그럴 수 없는 상황이라면 창을 열어두거나 자리를 피하는 것이 좋습니다. 어떤 경우에서든 호흡이 불편편한 향이라면 가까이하지 않는 것이 좋습니다.

바른 침향은 마음을 편안하고 여유롭게 만들어 줍니다.

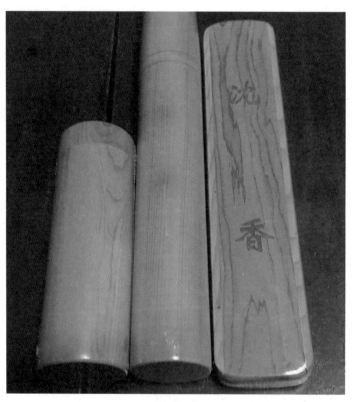

선향 향통

결국, 향기로운 침향이 좋은 침향이라는 거지요?

좋은 침향을 구분하는 기준은 침향을 바라보는 방향에 따라 여러 구분 방법이 있을 수 있습니다. 일반적으로 고전적 자료에 의한 구분과 약리적 효능, 향기, 자연 공예품, 희소성으로서의 가치 등 구분할 수 있는데, 어떤 경우에서도 침향의 생명이 수지라는 것에는 이견이 없기에 수지에서 발향되어 나오는 향기의 좋고 나쁨이 당연히 중요한 기준이 됩니다. 단, 향기에 대한 개인차와 호불호가 있어서 이에 대한 기준을 세우기는 쉽지는 않습니다.

'향기를 맡는다.' '흡향을 한다.'는 것은 코로 향을 맡고 판단하려하는 단순히 개념이 아니라 몸이 향기를 어떻게 대하고 어떤 반응을 하느냐는 것이라 할 수 있습니다. 향을 피워 아름다운 향연이 시작될 즈음이면 이미 몸에 향이 서서히 적응되기 시작하여 본능적으로 호흡기관이 활짝 열리기도 하고, 오히려 위축되어 닫히기도 합니다.

몸이 활짝 열리는 경우는 좋은 향기를 맡을 때로 호흡이 저절로 편안해져서 굳이 의도하지 않아도 숨을 깊게 들이마시게 됩니다. 이렇듯 최고의 향은 인체의 경계방어막을 뚫고 긴장을 완화시키며 깊은 호흡으로 유도하는 능력을 지니고 있습니다. 반면에 어떤 향에는 몸이 위험을 감지하여 숨을 쉬는 것도 조심스러워지게 됩니다. 이러한 몸의 반응 역시, 의지와는 별개로 본능적으로 독성물질을 최대한 적게 받아들이려고 하는 자구책의 일환이라 할 수 있습니다.

따라서 침향을 구분하려 한다면 어떤 방법보다 우선적으로 침향의 향기에 가만히 몸을 맡겨보면 됩니다. 눈을 살며시 감고 신체가 스스로 알아서 변화하는 놀라운 체험을 하게 될 것입니다. 어떤 침향의 향내음이 좋은지 그렇지 않은지 아는 것은 그리 어렵지 않습니다.

당연히 침향의 기운이 담긴 향기로운 침향을 좋은 침향이라 할 수 있지 않을까 합니다.

'침향 들음'의 흡향방법에 대해 자세히 알려 주면 좋겠습니다.

말로만 듣던 향 문화의 최고봉이며, 향도의 중심축으로 '향을 듣는다.'는 문향을 들 수 있습니다. '침향 들음'은 신비스런 천년향기 침향을 품는다는 럭셔리 향도문화 문향을 우리의 자유스런 방식으로 현실에 맞게 표현한 것이라 할 수 있습니다.

중심 없는 듯, 무의미하게 바삐 돌아가는 삶의 굴레에서 잠시 힐링의 시간을 가져보는 나만의 퓨전 향도 '침향 들음', 그 신비의 공간으로 한걸음을 들어가 볼까요? 아래 사진을 따라 하다 보면 은근히 재미있고, 집중이 되며 마음이 차분히 가라앉음을 느낄 수 있을 것입니다.

아래 1번 좌측 사진과 같이 왼편에 향탄과 운모, 훈증용 침향편을, 중앙에 문향 도구, 오른편에 뽀얀 향재를 준비합니다.

2번 사진과 같이 향재를 고르고 향탄을 넣을 홈을 만들어 줍니다.

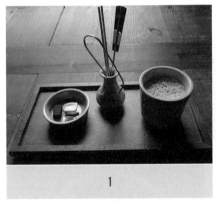
1

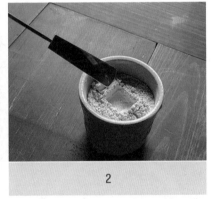
2

3번 사진과 같이 까만 향탄에 조심스레 불을 붙이되, 흠향 도중에 불이 꺼지지 않도록 충분히 향탄이 달아오르게 합니다.

4번과 같이 미리 만들어 둔 향재의 홈에 넣고 향재로 덮어 줍니다.

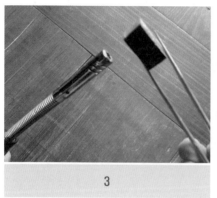

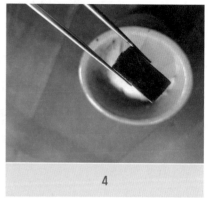

3	4

5번 향탄을 덮은 향재 위에 정신을 집중하여 나만의 문양을 만들고 향탄이 숨을 쉴 수 있도록 공기구멍을 내어 줍니다. 조급하면 문양이 비뚤어지거나 뭉그러지니, 자연히 집중이 되고 잡념이 사라지게 됩니다.

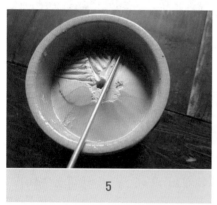

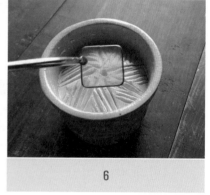

5	6

6번 문양을 만들었으면, 그 위로 운모판을 올립니다.

7번, 향탄으로 달궈진 향재의 부드러운 열기가 운모판에 모아지면, 운모판 위에 조심스레 침향편을 올립니다. 자칫 침향편을 떨구면 향재 속에 들어가서 찾기 힘들 수 있으니 주의하도록 합니다.

8번, 이제 '침향 향들음' 준비가 다되었습니다. 천천히 천년의 침향향기를 감상해봅니다.

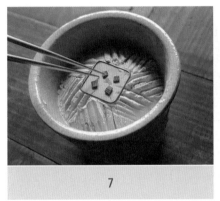

7

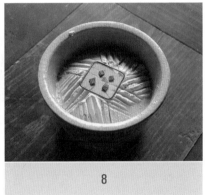

8

9번, 왼손 손바닥 위에 향구(향완, 향로)를 올리고, 오른손 바닥을 둥글게 만들어 손날부분으로 향구의 둥근 윗부분을 막으면 자연스럽게 향이 모아지고 코 방향으로 향이 흘러들어옵니다.

10번, 오른 손 엄지와 검지를 둥그렇게 모아 코를 가까이 하면 침향의 천년향기에 좀 더 집중할 수 있습니다.

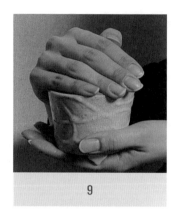 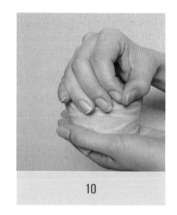

억지로 향을 맡으려 하지 말고 편안한 자세로 폐 속에 있던 오래된 탁한 공기를 입으로 서서히 내보낸 후에, 코를 향구 가까이에 대면 힘들이지 않고도 향을 마실 수 있습니다.

이제 코로 향을 듣고 입으로 날숨을 하면 되는데, 내쉬는 숨에 향기가 흩어질 수 있으므로 조심스레 고개를 왼편으로 돌려 날숨을 하며 침향의 향기를 기억해 봅니다. 이렇게 들숨과 날숨을 반복하며 눈을 감고 침향의 천년향기를 가늘고 길게 음미하다 보면, 오묘한 침향 에너지가 온몸에 퍼지면서 마음이 편해지면서 묘한 행복감을 느끼실 수 있을 것입니다.

그윽하고 포근하며 오묘한 침향의 천년향기를 말로는 형언하기가 쉽지 않을 것입니다. 하늘의 천년 에너지와 대지의 천년 정기가 모아져 탄생한 귀한 결정체인 '침향 들음'은 당신만의 멋진 품격을 만들어드릴 것입니다. 침향과 함께 하는 럭셔리한 향 문화를 접해보기 바랍니다.

천년 침향의 향기를 흠향하여 복잡한 머릿속을 정화하다 보면, 삶이 즐거워집니다.

'침향 들음'에 집중하다 보면, 몸과 맘이 릴렉스 되어 가슴이 텅 빈 것 같은 느낌이 들기도 하고, 몸이 가벼워지면서 붕 떠오르는 묘한 기분이 들기도 하며, 자신도 모르게 눈물이 흐르는 등의 다양한 느낌과 상상 이상의 기분 좋은 체험을 하게 될 것입니다.

'침향 들음'이 효과적인 치유의 수단이라고요?

코로나19 팬데믹 등의 예기치 못한 상황은 우리의 일상과 삶의 근간을 위협하고 있으며, 감당하기 힘들 정도로 쏟아지는 정보의 홍수는 오히려 판단을 흐려 앞으로의 상황을 더욱 예측하기 어렵게 만들며 혼란스러움과 갈등을 야기하기도 합니다.

이렇게 스스로의 균형을 유지하기가 쉽지 않은 현실에서 나만의 작은 의식으로 자연스런 집중을 유도하여 몸과 마음이 릴렉스 되어 평안을 얻을 수 있는 방법이 있다면, 이것이 바로 효과적인 치유의 수단이 되지 아닐까합니다. 그 하나의 방법으로 침향 들음을 권해 봅니다.

지인들을 만나서 대화를 해봐도, 술을 마셔 보아도 딱히 답이 없고, 생각을 쉬게 해보려 해도 바쁘게 반복되는 삶의 굴레에서는 마음을 멈추는 일조차도 쉽지 않을 것입니다. 정신수양에 좋다고 하는 명상을 해보려 해도 비워지지 않은 잡다한 잡념으로 가득한 머릿속은 별의별 생각이 꼬리를 물어 집중하는 것조차 어려워 난감하기도 합니다.

불안한 마음은 끊임없이 생각을 복잡하게 이어가기에 마음은 항상 조급해지고, 자기중심을 잡기가 어려우니 마음을 비울 엄두가 나지 않습니다. 거듭 쌓여가는 스트레스는 몸을 피로하게 하고, 얽히고설킨 복잡한 마음은 더욱 몸을 황폐하게 만듭니다.

이렇게 어찌할 줄 모르는 몸과 마음을 마주할 때에 '침향 들음'이 또다른 탈출구가 될 수 있지 않을까 합니다. 나만의 작은 의식으로 자연스럽게 집중된 상태에서의 천년향기 '침향'을 흠향하는 것만으로도 머리가 점점 맑아지면서 몸과 마음의 평안을 얻을 수 있을 것입니다.

'침향 들음'의 흠향 테크닉이 늘어나서 명상에 온전히 집중할 수 있게 되어 후각이 극도로 예민해지면, 맑은 몸에 투영된 무의식의 자아를 느껴보는 특별한 경험을 하기도 합니다.

자신의 내면을 보지 못하고 황폐의 나락으로 광풍질주하는 현실의 삶에서 잠깐의 시간을 내어 순수의 상태로 돌아갈 수 있는 것만으로도 '침향 들음'이 효과적인 치유의 수단이 되지 않을까 합니다.

현대를 살아가면서 가끔 한번쯤은 자신만의 시간을 가져보겠다고 다짐하지만, 참 쉽지 않음을 경험했을 것입니다. '침향 들음'을 일상의 삶을 맑고 건강하게 컨트롤하는 도구로 사용할 수 있다면, 자신의 중심을 잃지 않고 건강하게 삶을 영위하지 않을까 합니다.

천년 침향의 향을 흠향하여 복잡한 머릿속을 정화하다보면, 삶이 즐거워집니다.

침향 수지 오일도 있다던데, 침향 오일에 대해도 알려주세요.

침향은 침향나무 속에 생성된 수지 부분만을 일컫는 것이라 정의하고 있습니다. 하지만, 실제로는 침향나무의 목질과 수지부분이 뒤엉켜 있는 것을 침향이라 부르고 있으며, 그 수지의 함량에 따라 품질을 차등 구분하고 있습니다.
반면에 침향 오일이라 함은 침향에서 오로지 수지 부분을 추출해 낸 것을 이르며, 대부분 액상 형태를 이루고 있습니다.
침향 오일을 구하는 방법으로는 일반적으로 침향을 증류하여 추출하는 증류법을 적용하게 되어, 순수 100% 침향 오일이라면 침향 증류액이나 다른 부형제마저도 전혀 첨가되지 않은 순수한 침향의 수지 기름을 말합니다.

일반적으로 우리가 알고 있는 침향 문화는 침향나무에서 목질 부분을 제거하여 가능한 한 침향나무의 수지가 많도록 가공한 나무 형태의 침향을 조각을 내어 향을 맡는다거나 그 자체를 천연 공예품으로 보기도 하고, 가루를 내고 가공하여 약이나 식품, 향으로 제품화하는 등, 다양한 분야에 적용함으로써 하나의 문화로 승화시킨 것이라 할 수 있습니다.

침향의 오묘한 향기를 즐기는 향도 문화에서는 대부분 침향을 편으로 조그맣게 자르거나 가루를 내어 온열기구에 올려 발산되는 향을 음미하기도 하고, 침향을 가루내어 선향이나 뿔향 등으로 만들어 불을 사름으로서 침향의 아름다운 향연과 향기를 함께 즐기기도 합니다.

하지만, 앞에서 말씀드린 바와 같이 침향이 들어가 있다는 '샤넬 No.5'와 같이 향수의 원료로 사용하려면 거의 대부분은 침향에서 순수 오일만을 추출하여야 가능합니다.

침향 오일(Agarwood oud Oil)의 향기는 침향나무에서 오일만을 추출한 것이기에 일반적으로 침향으로 향을 피울 때에 일부 침향나무의 목질부분이 함께 타오르며 나는 향기와 달리 더욱 맑고 깔끔한 향기를 느낄 수 있습니다.

에따 리브르 도랑주 향수를 협업한 <뉴욕타임스>의 향수 평론가 챈들러 버(Chandler Burr)는 'Agarwood에서는 아주 특별한 향이 나며 시중에 나와 있는 것은 없다.'고 말했으며, 생물학자 Jennifer Peace Rhind 박사는 저서 『향기와 웰빙』에서 'Agarwood의 향기는 시간과 공간을 통해 우리를 상상의 옛 시절로도, 또는 트랜스 상태로도 데려갈 수 있다.'라고 하였습니다.

침향과 침향 오일이 고대부터 정신의학이나 영적 개념으로도 적용되어온 내용을 기록에서도 찾아 볼 수 있답니다.

힌두교에서도 침향 사랑이 극진하였던 것으로 힌두교의 수호신 'Lord Krishna'가 가장 좋아하는 향이 침향의 향기라고 하며, 힌두교 고전인 Sahih Muslim, Charaka Samhita, Torah, Bhagavad Gita, Sushruta Samhita 등과 이슬람 경전 및 복음서에 침향나무와 침향 오일의 깊은 영적 역사와 의미에 대해 자주 언급되었다고 합니다.

티베트 의학에서는 침향 향기의 진정작용이 깊은 명상상태에 이르게 하는가 하면, 침향 향기가 '생명 에너지'인 기를 자극한다고도 합니다. 또한, 인도 아유르베다(고대의학 장수법, Ayurveda)에서는 침향 향기를 정신건강에 깊은 영향을 주기 위해 적용한다고 하고, 침향 오일의 경우는 생명의 에너지가 존재하는 정신적 힘의 중심점인 차크라를 여는 데 권장한다고 합니다.

하지만, 침향 자체가 워낙 고가이다 보니, 침향에서 수지만을 추출한 순수 100% 침향 오일 또한 그 가격이 여간 만만하지가 않습니다. 이러한 이유로 거대 향수 회사나 중동의 부호들이 침향 오일은 주로 애용하고 있는 실정입니다.

침향의 약효에 대해서는 알겠는데, 침향 오일에도 약리적인 기능이 있는지요?

침향의 주기능은 거의 침향의 수지 부분에서 나온다고 하여도 전혀 과하지 않을 정도입니다. 따라서 기존 침향의 약효라는 것의 대부분은 침향 오일(Agarwood oud oil)의 약리적인 기능이라고도 할 수 있습니다.

어떤 인연으로든 침향 오일을 접한다는 것은 어쩌면 천년의 세월을 담긴 천년의 향기란 표현을 빌어서 다른 세상의 오묘하고 신비스러운 향기의 기대효과를 높여서 체험의 효용을 극대화 얻기 위함이 아닐까 생각해 봅니다.

오랜 세월 동안 침향 오일에 대한 연구와 체험으로 알려진 내용들을 살펴봅니다.

1. 침향 오일의 향기는 내면의 평화를 찾아줍니다.

침향 오일은 정서적 외상으로부터 치유를 제공할 수 있는 독특한 구조의 오일로 간주되어, 뇌의 전기적 주파수에 매우 강력한 조화 효과를 가져다준다고 합니다.

티베트 승려들은 내면의 에너지를 증가시키고 마음과 영혼에 절대적인 평온을 유도하기 위해 침향 오일을 사용합니다. 이러한 이유로 침향은 수많은 영적 전통과 밀교 모임의 의식에 존경받고 선호되고 있습니다.

2. 침향 오일은 류마티스 및 관절염을 포함한 통증 완화와 요산 배출에도 도움을 줍니다.

진통, 항 관절염 및 항염증 특성을 지닌 침향 오일은 통증을 완화하고 류머티즘 및 관절염과 관련된 염증을 줄이는 데 도움이 됩니다. 침향 오일은 이뇨작용이 있어 독소 배출을 위해 더 자주 소변을 보게 하고, 통증, 부기 및 경직을 줄여주기도 하며, 요산 배출을 도와줍니다.

3. 침향 오일은 소화기관에도 도움을 줍니다.

침향 오일은 체내에 가스가 쌓이는 것을 줄여주고 소화를 원활하게 도와줍니다. 이미 가스가 차서 불편한 경우에도 가스 배출을 도와 불편을 줄여주게 됩니다.

4. 침향 오일로 구취 제거

침향 오일이 여러 박테리아에 효과적이라는 사실에 주목

했습니다. 박테리아는 구취의 원인이며, 침향 오일은 전통적으로 구취를 상쾌하게 하기 위해 사용되어왔습니다.

5. 침향 오일은 유방암에 도움을 줄 수 있다고 합니다.

세포배양 연구에서 침향 오일이 MCF-7 유방암 세포의 성장을 억제하는 것으로 밝혀졌습니다. 연구원들은 실험결과가 긍정적인 평가를 받음으로 침향 오일의 항암요법으로서 가능성에 대한 추가 연구를 결정하였다고 합니다.

6. 침향 오일은 피부 건강을 향상시킬 수 있습니다

침향 오일은 항염증 기능이 있으므로 부기를 동반하는 대부분의 피부 트러블, 부기, 자극, 발적 등에 유용하게 작용할 뿐 아니라 항균 기능이 있어 피부 박테리아를 없애는 데 기여를 하며 반점을 줄이는 데 도움을 준다고 합니다. 아유르베다서는 침향 오일을 다양한 피부 질환 및 장애 치료제로 사용한다고 합니다.

7. 침향 오일로 당신의 사랑에 활력을 더하십시오.

침향 오일은 정서적으로도 도움을 주어 심려를 완화하고 기능에 활력을 부여하며 최음 효과로도 유명합니다.

8. 명상에 집중이 필요한 경우에도 침향 오일을 사용합니다.

침향 오일의 영적 향기는 깊은 내면의 평화를 주입하고, 의식을 고양하고, 감정의 균형을 맞추고, 긍정적인 에너지를 생성하고, 인식을 증가시켜 영적 여정의 진행을 돕는 정신 활성 특성을 가지고 있는 것으로 유명합니다. 우드 오일은 또한 크라운 차크라와 송과선을 여는 능력이 있다고 합니다.

침향 오일은 명상 수행에 있어 또 다른 차원으로 인도할 것입니다. 수천 년 간 침향 오일은 영적 공간에도 사용되어 더 깊은 자아로 가는 통로로, 다른 세상으로 가는 출입구로의 역할도 마다하지 않았습니다.

9. 침향 오일이 월경전긴장증후군(premenstrual tension syndrome) 완화에 도움을 줍니다.

침향 오일은 월경을 자극하고 불규칙한 기간을 조절하는 호르몬에 영향을 줄 수 있습니다. 또한 폐경기에 접어든 여성에게 균형을 만들어 삶의 시기에 발생하는 많은 문제를 완화할 수 있습니다. 균형 잡힌 호르몬은 매달 며칠 동안 삶의 질을 손상시키는 여러 요인들과 우울한 기분을 감소시켜줍니다.

10. 침향 오일로 가려움증 완화

피부 가려움증으로 긁다보면 자극과 가려움증으로 점점 더 악화되다가, 과도하게 긁어 피부에 상처가 나게 되면 감염이 생길 수 있습니다. 침향 오일은 가려움증을 멈추게 하는 항소양기능이 있습니다.

11. 침향 오일은 기침에 도움이 됩니다.

침향 오일은 염증 등의 자극으로 기도의 민감한 조직이 건조해지면서 비생산적인 기침이 있을 때, 수축을 유발하는 기도의 염증을 줄이고 점액을 풀어서 시스템 밖으로 배출하도록 도와주며 기침을 진정시켜줌으로써 불편함을 완화하고 민감한 조직이 회복되도록 이끌어 줍니다.

12. 침향 오일을 사용하여 통풍 통증 완화

출산의 고통, 신장 결석의 통증과 함께 통풍은 사람이 견딜 수 있는 최악의 고통 중의 하나로 비유되지만, 출산이나 신장 결석과 달리 통풍은 삶의 질을 떨어뜨리는 장기적인 고통입니다. 침향 오일은 통풍의 전통적인 치유 시스템으로 관절에 축적된 요산 결정의 분해를 돕는다고 합니다.

13. 침향 오일은 하지불안증후군(anxietas tibiarum)을 진정시키는 것에 도움이 됩니다.

약물이나 다른 요인으로 인해 다리를 가만히 두면 불편함이 느껴져서 지속적으로 움직이려고 하는 하지불안증후군은 야간에 더 심해져서 종종 수면을 방해합니다. 침향 오일은 통제 불능 신호를 근육으로 보내는 신경을 진정시켜 근육 경련 완화에 도움을 줍니다.

14. 침향 오일은 편안한 수면을 돕습니다.

과하게 흥분된 마음, 스트레스, 불안 또는 기타 정서적 문제로 인해 잠을 찾기 어려울 때 침향 오일의 향기는 순간의 한계에서 마음을 자유롭게 도와줍니다.

15. 침향 오일을 사용하여 신체를 강화하고 강화하십시오.

침향 오일은 부족한 육체적, 정서적 에너지에 강장기능과 각성기능을 더하여 신체를 더욱 강하게 만들어 드립니다.

16. 침향 오일은 메스꺼움과 구토를 멈추는 데 도움이 됩니다.

침향 오일은 메스꺼움과 구토를 완화하는 데 사용됩니다. 구토에 설사가 동반될 경우에도 침향 오일이 문제를 해결에 도움이 될 것입니다.

17. 기억과 학습을 돕는 침향 오일

노인이나 뇌의 노화, 폐경기 여성, 주의력 결핍 장애 어린이의 경우 침향 오일은 정보를 집중하고 유지하는 데 도움이 될 수 있습니다. 힌두 사회에서는 기억과 학습을 돕기 위해 전통적으로 사용하여 왔으며, 일상생활을 개선할 수 있었다고 합니다.

18. 침향 오일은 멋진 자신을 연출해 줍니다.

침향 오일의 향기는 매우 특별합니다. 매혹적이며 신비롭고 흥미로운 향기가 하루 종일 멋진 자신을 잘 표현해 줄 것입니다.

침향의 천년향기를 맡는 좋은 방법이 있나요?

침향은 자연 상태에서는 향을 발산하지 않고 움츠리고 있다가 36도 이상의 온도에 이르러서야 비로소 몸에 품었던 향기를 발산하게 되므로 침향의 향기를 맡기 위해서는 어떤 방법을 동원하여서든 열을 가하는 노력이 필요합니다. 이러한 노력 중에서 자신에 맞는 방법을 선택하여 침향의 천년향기를 즐기면 됩니다.

과거에는 현대와 같이 문명이 발달하지 않았던 관계로 흠향을 위한 향도구의 발전도 뒤처져서 향을 맡는 방법도 지극히 제한적일 수밖에 없었습니다. 최근 향도 문화가 발전된 일본을 선두로 다양한 휴대용 개인 발향기가 생산되면서 이제는 아주 간편하게 수시로 침향을 즐길 수 있게 되었으며, 침향의 향기를 접하는 향도구의 발전은 침향의 향기를 맡는 흠향방식에도 많은 변화를 주고 있습니다.

침향 자체가 상당히 귀하였던 옛날에는 왕이 아니면 언감생심 꿈도 꾸지 못하겠지만, 침향의 원활한 보급과 문명의 발달로 이제는 누구나 생각만 있으면 침향을 접할 수 있는 환경이 되었습니다. 침향으로의 접근이 용이해지면서 자연히 침향의 향기를 맡음에도 다양한 변화가 일어나고 있는 실정입니다.

침향의 천년향기를 흠향해 보아야겠다는 생각을 하였다면, 이미 그 나름의 이유와 목적이 있을 것이니 의식의 흐름을 좇아가면 될 것입니다. 아주 기본적인 흠향예절까지 모두 배워보려 한다면 아무래도 전문기관을 찾아보는 것이 좋을 것 같고, 그 정도가 아니라면 책에서 일러주는 흠향방법을 따라 해보는 것도 괜찮을 것입니다. 대부분의 모든 것이 그렇듯, 침향 향기의 흠향도 자주 하다보면 자신에 익숙한 자신만의 방법이 생길 것입니다.

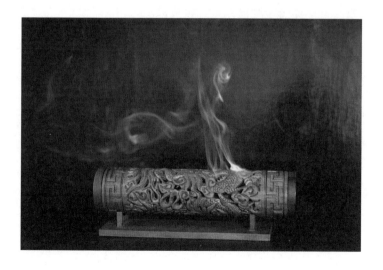

침향 향기를 맡는 '휴대용 개인 발향기'는 어떤가요?

휴대용 개인 발향기는 기존의 도자기 향로처럼 향재나 향탄, 향도구 등의 흠향 준비물이 필요 없어서 이에 수반되는 많은 예법이 생략되므로 흠향 절차가 아주 간편한 간접 가열방식 흠향도구로 입니다. 또한, 건전지로 열을 내는 조그마한 흠향 기구로 휴대가 가능하여 어디든 들고 다닐 수 있어서 '휴대용 개인 발향기'나 '휴대용 전자향로'라고 칭하며, 생산업체마다 부르는 이름이 조금씩 다릅니다.

침향수지 부분만을 조심스럽게 최대한 깎아낸 침향은 그 가공된 형태에 따라 자연 침향, 조그만 침향소편이나 얇게 포를 뜨듯이 가공된 침향칩, 침향을 가루로 분쇄한 침향분말 등으로 구분됩니다. 또한, 앞서 말한 바와 같이 침향분말로 제형을 어떻게 뜨냐에 따라 선모양의 침향선향이나 모기향처럼 둘둘 말린 침향 권향(코일향), 원추형의 정향(뿔향) 등 다양한 형태의 침향이 있어서 각기 다른 방법으로 침향의 향기를 즐기며 흠향할 수 있습니다.

이렇게 다양한 형태의 침향을 발향시켜 침향의 향기를 얻기 위해서는 발향 방법과 발향 도구, 침향의 형태에 따라 구분하게 됩니다.

발향 방법의 구분으로는 침향에 직접 불을 붙이는 직화 방식과 간접적으로 열을 가하여 침향의 향기가 발향되도록 유도하는 간접가열 방식으로 나누기도 하며, 흠향 도구를 중심으로 할 경우에는 흠향 도구가 열을 내는 방식에 따라 흠향하려는 침향의 성상과 형태를 결정하기도 하고, 침향수지가 가공된 상태에 따라 적용하는 흠향 도구를 달리하기도 합니다.

휴대용 개인 발향기의 경우에는 침향수지에 직접 불을 붙이는 것이 아니라 전지나 충전기를 이용하여 일정 발향온도까지 이르게 한 후에, 그 위에 침향편이나 침향칩, 침향가루 등을 올려서 발향되는 침향의 향기를 흠향하는 방식을 취하고 있습니다.

대부분의 휴대용 개인 발향기는 온도조절 기능이 있어서 침향의 향기를 발향시킬 때에 침향나무의 목질 부분은 타지 않도록 온도와 시간을 조절하면 침향나무의 목질이 타는 냄새가 섞이지 않도록 할 수 있습니다. 따라서 휴대용 개인 발향기는 오롯이 침향 수지 부분만의 향기를 취하기에 아주 훌륭한 방법이라 할 수 있습니다.

하지만 침향 향들음을 통해 좀 더 깊은 자신과의 대화를 원하거나 자기 정화의 시간을 필요로 한다면, 자신만의 의식을 더해 깊이를 알아가는 전통 향들음 방식을 선택하는 것이 어떨까 합니다.

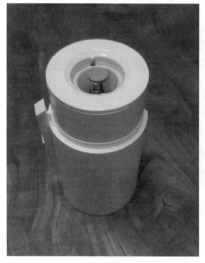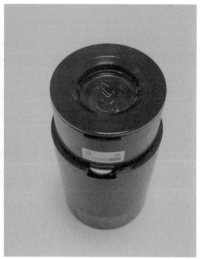

휴대용 흡향기

침향 향기를 표현하기가 쉽지 않아요. 침향 향기를 표현해둔 내용이 있나요?

예나 지금이나 침향의 향기를 표현한다는 것이 쉽지 않아서인지, 많은 곳에서 침향의 향기를 지구상에 하나밖에 없는 오묘하고 신비한 향이라고 두루뭉술하게 표현하고 있습니다. 하나의 향으로 설명하기가 어려웠던 고대 일본에서는 침향의 향기를 여러 맛에 비유하곤 하였습니다. 침향의 향기를 꿀이나 설탕 냄새와 비슷한 달콤한 맛, 불에 덖는 후추 냄새와 비슷한 맵고 뜨거운 맛, 자두나 산성 음식의 냄새와 비슷한 신맛, 해초를 불에 말릴 때의 바닷물 냄새와 비슷한 짠맛, 약초를 혼합하거나 끓일 때 나는 쓴맛 등으로 분류하였답니다.

침향의 향기에 복합되어 있는 여러 가지 특징을 잡아내는 것은 여간 어려운 것이 아니어서 전문가도 쉽게 감지할 수 없다고도 합니다. 그래서 침향의 향기가 오묘하다는 표현을 하는지도 모르겠습니다.

침향의 향기에 나름의 품격을 부여하여 표현하기도 하는데, 침향의 대표적인 향기는 쓴맛이 가미된 부드럽고 당당한 향으로 우아함이 귀족과도 같은 특별한 향이 난다고 합니다. 어떤 면에서 침향의 향기는 감정의 변화에 따라 날카롭고 매운 향이 느껴져서 전투를 하는 전사를 연상시키는가 하면, 가볍고 유혹적이며 고미의 쓴 감정을 가진 여성의 분위기처럼 변하기도 하며, 달달하지만 거칠고 정제되지 않은 바다향의 짠맛 느낌도 있고, 가벼워서 쉬이 사라지는 청량감의 시원한 신맛을 느끼게도 합니다.

또한, 침향의 향기를 에너지의 의미를 부여하여 표현하기도 합니다. 이는 침향의 향기가 어떤 장소나 공간에 좋지 않은 기운이 정체되지 못하도록 흩어버리기도 하고, 나쁜 냄새를 사하기도 하며, 막힌 곳도 뚫어주고 귀신을 쫓기도 하여 좋은 기운이 잘 흐르도록 도와주기 때문이라고 합니다.

한편, 유익하지 않은 부형제 등으로 만들어졌거나 인위적인 가공이 들어간 침향제품에 대한 경계와 우려의 목소리가 담긴 표현으로 귀족으로 위장한 농부처럼 불쾌한 냄새를 갖고 있는 가짜 침향의 향도 있으니 주의를 요한다고도 하고 있습니다.

침향이 향도에 미치는 영향은 어느 정도인가요?

왕족과 상류층을 중심으로 지극히 제한적이었던 고급 향 문화는 흡향을 위한 기본 향도구의 발달과 흡향의 방식이 정돈되고, 정신함양과 수양의 의미가 담긴 상류사회 교류의 장으로 품격이 공고히 되면서 종합 문화예술로의 가치를 인정받게 되며 침향의 존엄과 함께 향도로서 자리를 잡아가게 되었습니다. 향기를 맡으며 감상하거나 느껴보는 향도의 문향(聞香)은 들을 문(聞)의 한자어 표현대로 단순히 향기를 귀로 듣는다는 뜻이 아니라, 향기의 흐름에 자신의 호흡을 넣어 마음으로 들으며 알아가고 비로소 깨닫는다는 향들음의 의미가 담겨 있답니다. 침향에 열을 가하여 침향의 천년향기를 흡향하며 침향 향내음의 미묘하고 섬세한 차이를 즐김으로서 서로의 다름을 이해하며 관계를 돈독히 하고 유대를 쌓아가며 자신의 마음도 정화

하는 향들음 문화는 향도의 중심이라 할 수 있으므로 침향이
향도에 미치는 영향은 상당하다 할 수 있습니다.

단순히 향을 피움으로써 정신과 심신을 안정시키거나 품
향으로 향기의 종류나 맞추던 초창기 유희성 향 문화는 점차
의식과 형식이 가미되면서 향도문화로 발전하게 됩니다.

향도문화는 격식을 갖추어 좋은 향을 흠향하고, 그 향기를 품
평하며 의견을 나누는 품향문화를 통하여 상류사회의 소통의 장
이 되기도 합니다. 향도로 서로의 좋은 기운을 나누기도 하고, 서
로의 안녕을 위하기도 하며, 서로의 정보를 공유하기도 하는 등
의 향도문화는 우리의 삶에 새로운 활력을 부여하기도 합니다.

향도문화에서 향들음, 문향의 최대 관심사는 당연히 '최고
의 향재과 최상의 향기'에 대한 것으로, 오랫동안 시대의 변천
과 흐르는 세월에 무관하게 늘 변함없이 최고의 품격을 인정
받아온 것은 오로지 '침향' 뿐이었습니다.

침향의 다양한 약리기능은 심신에 활력을 더해줄 뿐 아니
라 오묘하고 그윽한 향기의 신비로움은 그 어떤 향이라도 따
라 올 수 없을 정도로 단연 으뜸으로, 향도를 즐기고 흠향을 함
에 있어서도 자리와 공간의 품격을 더해 주었기 때문입니다.

침향은 아직도 많은 부분이 베일 속에 가려져서 그 실체를
더욱 궁금하게 합니다만, 침향의 감추어진 부분을 들춰보려하
면 할수록 실체가 점점 더 모호해지는 것이 침향의 은밀한 매력

이기도 합니다.

향들음 문향에서 침향이 중시되는 매력 중 하나는 침향 하나하나가 저마다의 사연을 담고 있어서 그 나름의 고유한 향기를 발산하기 때문으로, 향들음 시의 하이라이트는 각각의 침향 향기를 알아맞히는 품향의 시간입니다.

서로 다른 침향을 태워 향기를 비교하면서 하나씩 향기의 조화를 분별하다 보면, 어느새 침향이 주는 그윽하고 오묘한 향내음으로 편안하고 차분한 마음이 되면서 잠시나마 천상의 향기에 취하여 다른 갈래의 행복을 맛보게 됩니다. 또한, 침향 향기에 대한 서로의 의견을 나누면서 정서를 공유하다 보면, 어느새 서로가 하나가 되어 있음을 느낄 수 있답니다.

문향, 향들음을 체험해 본다는 것은 자연의 메시지도 들어보고, 심신을 정화하여 정신을 맑게 하며, 공유의 미덕을 서로 나누는 럭셔리한 삶을 즐기는 유익하고 소중한 시간이 될 것입니다.

이렇게 한순간 오묘한 침향의 향기 속으로 빠져들어 자신도 모르는 사이에 스스로를 성찰하게 되고 주변을 살필 수 있는 여유를 부여하는 향들음이야 말로 향도의 진수라 할 수 있으며, 이것이 바로 꾸밈없는 그대로의 향도가 아닐까 합니다. 침향의 천년향기는 상상 그 이상의 행복감을 선사하기도 합니다!

침향이 참 유용하게 쓰이네요. 혼자서 침향 문화를 즐기는 방법도 알려주세요?

좋은 향기를 지닌 침향이라도 침향나무의 종류에 따라서도, 수지가 침착된 침향나무에 부위에 따라서도, 침향에 함유된 수지의 함량과 비율에 따라서도, 각각 다른 향기를 발산하게 되므로 굳이 다른 향목과 혼합하지 않고 침향 자체만으로도 풍성하고 섬세한 느낌을 나눌 수 있습니다.

이렇게 각기 다른 향기를 발산하는 침향의 개성을 즐기며 나 자신에 맞는 침향을 찾아보는 다양한 침향 문화는 묘한 설렘도 안겨줍니다. 침향을 사르자 피어오르는 오묘한 향기는 우리의 삶에 또다른 향기로움의 길을 열어줄 것입니다.

침향의 유익한 향기는 삶을 더욱 풍요롭게 만들어 줍니다. 좋은 향기는 굳이 설명하지 않아도, 누가 맡아도 좋습니다. 침향 향기에 집중하다 보면 스르르 눈이 감기기도 하면서 어느새 정신이 맑아져 있습니다.

좋은 침향의 기운이 몸으로 들어오면 탁한 기운이 물러나서 몸이 정화됨을 느낄 수 있습니다. 향을 즐기면서 일상을 차분하게 돌아보며 나름의 시간과 공간을 가질 수 있다면, 당신은 이미 행복한 사람이 되었을 것입니다.

고요 속에 천년을 지켜온 천년향기 침향으로 심려에서 벗어나는 '침향 홀로 즐기기' 프로젝트를 소개합니다.

그것은 침향에 불을 살러 피어오르는 긍정의 기운을 흠향하고 오묘한 하늘빛 운무의 향연을 보며 오만 가지 생각에서 마음을 아껴쓰기 위한 마법 주문인 세 가지 락(樂,諾,落)을 소환해 보는 것입니다.

흐트러진 정신을 깨우려 내 마음에 노크하는 마법의 주문, 불안하거나 부정적이거나 의미 없는 것들에 마음을 빼앗길 때 외치는 세 가지 '락'은 바로, 소소한 일상이 즐거울 '락(樂)', 지금 이 순간의 미소를 허락할 '락(諾)', 부질없는 생각을 떨구어 뜨릴 '락(落)'이랍니다.

고요한 침향의 향기 속에서 눈을 감고 흠향하며 정신을 집중하고 락락락(樂,諾,落)을 되뇌어 봅니다. 처음에는 칠흑 같은 어둠으로 아무것도 보이지 않겠지만, 주문을 외다보면 어둠 속으로 바늘같이 아주 작은 구멍에서 가는 빛이 새어나오는 것을 볼 수 있습니다. 가까이 가서 그 틈을 들여다보면, 한순간 그 틈으로 환하고 강렬한 천년 침향의 긍정의 에너지가 가슴으로 들어오는 것을 느낄 수 있을 것입니다.

침향의 천년향기를 켜고, 마음 아껴 쓰기 마법을 해보는 것도 럭셔리한 침향문화를 즐기는 한 방법입니다.

침향, 마음 아껴 쓰기의 의미가 무엇이며, 일상에서 어떤 노력이 필요한가요?

사람은 하루 50,000가지의 생각을 하고, 그중에 49,000가지는 부정적인 생각을 한다고 합니다. 이러한 일상의 불편한 마음이 누적되고 정체되면 심려가 일어 몸과 마음을 상하게 합니다. 이렇게 불필요한 에너지의 소모를 줄이는 노력의 하나가 '침향, 마음 아껴 쓰기'가 아닐까 합니다.

사람은 실제 하루 오만 가지의 다양한 생각을 한다고 합니다. 연인, 가족 친구 지인들의 마음 헤아리기부터, 함께 사는 애완동물 집사하기, 쓰레기 버리기, 설거지, 방 정리, 코로나 방역부터 건강 챙기기, 돈벌이 걱정, 미래 노후 대책, 취미 정보 수집하기, 동네 참견하기, 미세먼지에 지구 환경문제, 청년 노인 일자리 걱정, 강성노조, 답답하고 꼴보기 싫은 정치, 개선 안 되는 사법기관, 속모를 북한 김정은부터 제 나라 챙기는 미국, 불편한 압력 주는 중국, 독도 도발하는 일본 등 바람 잘 날 없는 세계정세까지…, 족히 그럴 것 같기도 합니다.

그런데 하루 5만 가지 생각 중에 무려 4만 9천 가지는 도움이 안 되는 부정적인 생각들이라고 합니다. 그렇다면, 결국 우리는 온통 쓸모없는 것에까지 홀로 고민하고 감정을 낭비하며 마음 에너지를 소모하고 있는 것입니다. 게다가 미련이 더해지면, 뇌를 혹사시키는 것도 모자라서 일상의 근심에서 헤어나지 못하여 가슴에 주렁주렁 심려의 열매를 자라게 하여 마음과 뼈와 정수까지도 상하게 됩니다.

또한, 매일같이 단순하고 반복되는 일상이건만, 지치고 힘들 때는 마음 감정과 생각들이 복잡다단 변화무쌍하기도 합니다. 옛 기억과 추억, 닥쳐올 미래 모습이 순간순간의 생각과 서로 뒤엉켜 풀리지 않은 실타래가 되기도 하고, 듬성듬성 자리를 잃은 퍼즐조각 같기도 하여 혼란스럽기까지도 합니다. 서로의 이익을 탐하려 관점에 따라 달리 조명되는 순간순간들로 인해 다친 마음은 시간의 흐름에도 좀처럼 회복되지 않습니다.

이해의 각이 다르니 일방적인 것도 없건만, 마음을 다치고 아픔을 얻었다는 생각으로 홀로 속앓이하며 미워도 하고, 스스로 자책도 하며 맘을 달래보기도 합니다. 하지만, 그러면 그럴수록 슬며시 차오르는 욱한 감정과 생각들이 꼬리를 물고 몸을 헤집어 놓습니다.

다들 마음을 내려놓으라고, 비우면 된다고 말합니다. 하지만, 막상 그렇게 해보려 하면 이것처럼 말이 안 되는, 대책 없는 언어는 없다는 것을 새삼 느끼게 됩니다. 그래서 조금 나아지려나 싶은 마음에 또다른 무언가에 집중도 해보지만, 이 역시 적당히 내려가기는 하여도 마저 비워내는 것은 여간 어려운 일이 아닙니다. 그래서 그렇게 체념도 하고 포기도 하며 그냥 그렇게 쌓아둡니다.

이러한 일상의 오만 가지 생각으로 혼탁해진 마음을 정화하기 위한 방법으로 '마음 아껴 쓰기'의 일환으로 침향을 사르어 마음을 편안히 다스리며 정신을 깨우는, 내 마음에 노크하는 마법의 주문 '락, 락, 락'을 되뇌어 보는 것이 좋지 않을까 하는 것입니다. 불안하거나 부정적이거나 의미 없는 것들에 마음을 빼앗길 때에 그러한 기운을 없애려 스스로에게 외치는 긍정의 주문도 필요하기 때문입니다.

점점 침향에 흥미가 생기네요. 침향 향기를 즐기는 다른 방법도 있을까요?

침향의 천년향기는 혼자 즐겨도 훌륭하고, 함께하면 더욱 즐겁고 흥미롭기까지 합니다. 무엇보다 침향이 주는 다양한 유익함으로 인해 심신이 안정이 되고 강건해지는 것을 느낄 수 있음이 고맙고, 삶이 좀 더 풍요로워지고 관계가 돈독해짐이 감사할 따름입니다.

침향의 천년향기를 자신에 입혀 보는 것을 도향이라고 합니다. 즉, 침향을 피워 의복에 스며들게 하거나, 침향 향낭(향료를 넣은 향주머니)을 옷이나 소지품 등에 넣어 자연스레 향기가 발산되도록 하기도 하고, 침향가루를 물에 옅게 타서 신체

특정 부위에 발라 은근한 향이 나도록 하는 것을 말합니다.

침향 도향은 침향의 향내음을 간접적으로 흘려서 스스로의 존재함을 과시하거나 나만의 향기를 알리기 위함을 목적으로 하기도 합니다.

침향 도향은 자신만의 향을 여운으로 남기어 상대에게 자신의 이미지를 심어주려는 고품격 자아관리비법으로 향기의 무게감에 따라 자리를 떠난 후에 어슴푸레 향이 느껴지는 '잔향'이 있는가 하면, 움직이거나 걸을 때에 바람결을 타고 향이 흐르는 '순풍'으로 불리기도 합니다.

이렇게 자신의 존재를 알리기 위한 침향 도향의 또다른 매력은 상대의 향기 메시지를 느끼고 이해하며 향을 공유하며 즐기는 것이라 할 수 있습니다.

과거 우리나라 선조들은 공포스런 전염병에 어떤 비책이 있었나요?
면역기능에 좋은 영향을 주는 침향을 코로나19에 접목하는 방법은 없을까요?

인류 역사에 가장 큰 공포로 각인된 14세기 대유행 전염병 '페스트'가 퍼질 당시에는 과학이 발달되지 않았던 관계로 제대로 된 병의 원인분석이 전무하였기에 이렇다 할 해결방법을 찾지 못하였습니다. 그 시절의 우리 선조들 또한 올바른 대응책이 나올 리 만무하였습니다. 생각할 수 있는 것이라곤 그나마 과학적인 격리와 소각 방법이 있었으며, 대부분은 귀신이 역병을 만든다는 생각으로 전염병 귀신을 달래거나 몰아내려는 한심한 주술적 행위가 전부였습니다.

전염병은 사람 신체뿐 아니라 정신까지 황폐하게 만들기에 가급적 빠른 시일 내에 백신과 처방약 등의 개발로 코로나 19가 종식되기를 기원해 봅니다. 한편으로 이제는 자신의 건강은 자신이 스스로 돌봐야 하는 시점에 오지 않았나 싶습니다. 거리두기나 마스크 등을 기본으로 자신에 맞는 적절한 치유방법을 찾아 자신의 건강을 스스로 챙겨야 하지 않을까 합니다.

　우리나라 고전의학은 신라시대로 거슬러 올라가 일본 윤공천황의 다리 질환을 치료한 신라 최초의 의사 김무와 윤공천황 황후의 인후병을 치료한 신라의 진명, 일본 난파에 의술을 펼치며 '난파약사'라 불린 고구려 의사 덕래를 시작으로 고려시대 이상로와 설경성을 거쳐 조선시대 『동의보감』을 저술한 허준과 사상의학의 이제마로 이어지는 유구한 역사를 이어 내려왔습니다.

　그럼에도 불구하고 전통의술로 전염병을 막을 수는 없었습니다. '호랑이가 살점을 찢어내는' 고통으로 호열자(虎列刺)라 불린 괴질 콜레라로 조선시대에 수십만 명이 목숨을 잃은 것을 비롯하여 바이러스성 소아전염병(두창), 성홍열(당독역), 홍역(마진), 장티푸스·이질(염병), 독감 인플루엔자(시기병) 등에도 속수무책이었습니다.

과학발전이 미미했던 당시의 대책이라고는 '단오에 창포주를 마시고 동짓날 팥죽을 먹으면 역병을 피할 수 있다'고 믿는 어리석은 역병 예방책과 '귀신이 역병을 만든다' 하여 귀신을 달래거나 몰아내려는 한심한 주술적 행위가 주를 이루었습니다. 조선시대 전문 의료기관이라 할 수 있는 혜민서나 활인서와 같은 전염병 담당기관에서도 할 수 있는 유일한 방법이라고는 피난과 격리 뿐이었습니다.

이러한 현상은 14세기 중기 공포의 페스트가 대유행하던 유럽에서도 마찬가지였습니다. 한 마을에 페스트 환자가 발생하면 집안에 환자를 가두고 문을 모두 폐쇄하여 격리를 시켰는가 하면, 마을을 폐쇄하여 주민을 격리시키기도 하였습니다. 간혹 생존한 사람은 면역력을 인정하여 살 수 있게 하였지만, 대부분의 감염사망자는 모두 소각하거나 깊은 땅속에 묻었으며 최악의 경우에는 마을 주민 전체를 소각하는 잔인한 방법도 마다하지 않았다고 합니다.

코로나 시대를 맞고 있는 지금의 인류는 사회적 거리두기와 마스크 등 개인위생을 철저히 하는가 하면, 심각도에 따라서 일정 기간 동안 감염자가 발생한 의료기관을 통째로 봉쇄하는 코호트 격리하는 등으로 확산위험을 줄이려는 노력을 하고 있으며, 백신과 치료제를 하나둘 개발하면서 코로나19가 종식되지 않을까 하는 희망을 주고 있는 실정이 아닌가 합니다.

하지만 이러한 백신 개발 등의 눈부신 의학 발전의 쾌거에는 불구하고 현실은 델타변이 등 바이러스의 진화 속도를 버겁게 쫓아가는 형국으로 이미 우리가 신뢰하는 의학적 방법으로도 방역의 허점이 속속 들어나고 있으며, 지금도 세계적으로 많은 사망자가 발생하고 있다는 점을 보아 위기 극복이 쉽지만은 않아 보입니다.

그럼 우리는 어떻게 해야 할까요? 마스크 착용과 손씻기, 확진자가 다녀간 공간을 소독하는 현대의 방역 시스템이 더 이상 에어로졸 상태로 떠다니는 코로나19 바이러스를 흡입하지 않게 해준다고 확신하기가 어렵습니다. 이러한 상황에서 스스로의 안전을 위해 현대의학적인 방역법의 허점이 무엇인지, 보완할 방법이 없는 것인지, 내가 할 수 있는 최소한의 방법은 무얼까 고민을 해 볼 필요는 있을 것 같습니다.

아마도 우리는 정부나 의료기관에서 할 수 있는 정도의 큰 규모는 그들에게 일임하고 우리 각자는 개인위생을 철저히 하면서 스스로의 면역력을 높이는 것이 최선의 선택이 아닐까 합니다. 한편으로는 밖에 있던 바이러스를 집 안으로 들어오지 않게 하면서 집안을 바이러스가 없는 청정시스템으로 만드는 일 등의 개인 방역시스템도 고민해 보아야 할 것입니다.

또한, 그동안 익숙하지 않은 혼자만의 환경이 만들어지고 있음에도 주목하여야 할 것입니다. 혼자만의 시간이 길어지면서 따라오는 극한의 외로움과 두려움, 정신적인 불안과 공포 등을 해소하는 노력도 필요해 보입니다. 이러한 상황에서 침향이 조금이나마 도움이 되지 않을까 조심스레 생각해 봅니다.

침향으로 할 수 있는 스스로 해소법으로는 어떤 것들이 있을까요? 침향을 음용함으로서 면역력 향상에 도움을 받고, 침향 향 들음을 통해 개인 정신건강에 유익함을 얻는 것도 좋은 방법일 것입니다.

최근 일부 통계에서 향을 피우는 문화권의 나라들의 코로나19 확진 증가 속도가 더디다는 보도가 있습니다. 이는 향을 피울 때에 발생하는 향연의 기능이 병원균의 감염을 예방하는 것이 아닌가 하는 합리적인 의심이 들게 하는 대목입니다.

따라서 공기 중에 떠도는 바이러스나 세균 감염에 무방비로 노출된 비강과 구강점막, 안구 등의 기관을 보호하기 위한 개념으로 유익한 성분의 향재를 피워 연기로 치유를 돕는 훈연법과 약재를 끓여서 증기를 쏘이는 훈증법과 같은 고전적인 질병 대응법에 침향을 적용해 보는 것은 어떨까 합니다.

: 의약품으로의 침향

약용으로서의 침향은 '천하제일의 영약'이요,
'기사회생의 명약'입니다!

한의학적 개념의 침향은 매우 탁월한 효능의 한약재로
보양약과 각종 감염병이나 종양 등의 질환에
주로 내복약으로 처방하였습니다.

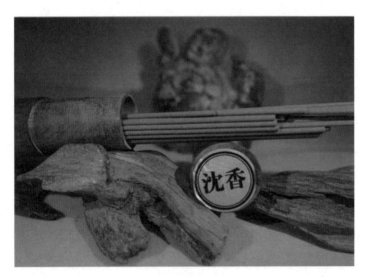

침향

한약재로 사용되는 침향은 어떻게 다른가요?

침향이 식품으로 쓰이기 시작한 것은 최근으로, 침향의 역사를 보면 오랜 세월 동안 주로 한약재로 귀하게 쓰임을 받아 왔습니다. 한약재로서 침향은 식품으로 사용되는 침향과 침향을 바라보는 기본 개념이 다르다고 할 수 있습니다.

식품으로 사용되는 침향은 어느 나라에서 수입된 침향이든, 수지의 함량이 얼마가 있는에 관계없이 침향으로 정식 수입 통관된 것이라면 어떤 제품을 만들어 어떻게 판매를 하여도 식품 법규에만 위배되지 않으면 그냥 사용해도 아무 문제가 되지 않습니다.

하지만, 한의학적인 의미의 침향은 일반 식품으로 침향을 보는 시각과는 많이 다릅니다. 한방에서 한약재는 환자의 체질에 맞게, 환자의 병증에 맞게 한의사에 의해 처방되는 약입니다. 따라서 한약재로서의 침향도 침향의 유효성분이 얼마나 훌륭하게 함유되어 있느냐가 핵심입니다. 따라서 한약재로 쓰이는 침향에 대해서는 어느 나라에서 수입한 침향인지, 침향나무의 수종은 무엇인지, 수지의 함량이 어느 정도인지 등등 원료의 선별이 꼼꼼하고 민감할 수밖에 없습니다. 특히 다른 한약재에 비해 침향의 원료 선별에 더 예민한 반응을 보이는 이유는 침향이 소량의 처방으로도 처방된 한약의 치료효과에 상당한 영향을 미칠 수 있을 뿐 아니라 가격적인 면에서도 다른 한약재에 비해 상대적으로 고가이기 때문입니다.

여기서 설명 드리고자 하는 부분은 침향을 적용하는 법적 개념이 식품과 한약재가 다르다는 것이지, 식품으로 사용되는 침향이 한약재로 사용되는 침향에 비해 상대적으로 유효성분이 적다거나 효과가 없다는 말은 아닙니다. 한약재가 이러하니 약을 다루는 한의사라면 침향을 제대로 알고 바로 사용하여야 하지 않을까 하는 마음이며, 침향을 비롯한 식품원료나 한약재도 천차만별이므로 잘 선택하여 사용하는 것이 중요합니다.

한약재로 사용되는 침향의 기준은 무엇인가요?

침향은 우리나라에서 생산되지 않기에 수입해야 하는데, 수입 한약재의 경우는 수입 시에 '대한민국 약전외 한약(생약)규격집'의 공정서에 의거하여 엄격한 검사를 통과해야만 한약재로 사용이 가능합니다.

한약재로서의 침향에 대한 국가생약정보 공정서 대한민국약전외한약(생약)규격집(KHP)의 정의는 다음과 같습니다. 침향의 라틴 생약명은 *Aquilariae Lignum*이며, 침향의 이명은 침수향이고 기원종은 팥꽃나무과(Thymeleaceae) 침향나무(Aquilaria agallocha Roxburgh)이다. 약용으로 사용하는 침향의 부위는 수간목으로 불규칙한 덩어리 모양 또는 요철, 칼자국이 있으며, 수지를 함유하고 많은 평행 섬유질로 길이 10~20cm, 너비 3~5cm 등 다양하다. 바깥면은 요철이 있고 흑갈색을 띠며 수지를 함유하고 많은 평행 섬유질로 되어 있다. 불속에 넣으면 상쾌한 향기를 내며 타고, 태우면 특이한 향기가 있으며, 맛은 쓰다.

침향이 한약재료로 쓰임을 받으려면, 앞서 말한 내용과 같이 한약재로의 적합 유무를 판정하는 유해물질검사와 유효성분 정밀검사, 관능검사를 통과하여야 합니다. 아래는 대한민국약전외한약(생약)규격집 공정서의 관능검사 해설서에 있는 침향 감별요점으로 이러한 내용들을 기준삼아 보라는 지침이라 할 수 있습니다. 우리도 오감을 동원하여 침향 관능검사를 한다는 생각으로 함께 살펴보도록 하겠습니다.

침향은 흑갈색을 띠고 맛은 달고 쓰며 물에 가라앉는 것이 좋다.

침향의 색상을 구별하는 것은 어렵지 않겠지만, 주의해야 할 점은 실내 조명등이 아닌 자연광에서 측정해야 정확하게 알 수 있습니다. 맛을 보는 것은 침향 일부를 조금 도려내거나 살짝 갈아서 분말을 내어 맛을 보면 될 것이고, 침향이 물에 가라앉는지를 보는 것은 침향 확인의 기본으로 물을 담은 비커나 그릇에 담가보면 됩니다.

불태우다 불을 끄면 향기가 나면서 기름이 스며 나온다.

침향은 송진과 같이 기름 덩어리인 수지입니다. 따라서 침향은 불이 잘 붙는 성질을 가지고 있으며, 불을 붙이면 수지에서 기름이 스며나와 스파크가 튀듯이 불꽃이 타오르며 그을음이 올라오기도 합니다. 이때에 불을 끄면 연기가 피어오르며 침향 고유의 향이 나옵니다.

연중 수확할 수 있으며 수지를 함유한 목재를 베어서 수지를 함유하지 않는 부분을 제거하고 음건한다.

침향나무에 침향이 침착되어 원료로서의 가치가 확인되면, 침향나무를 벌목하고 침향을 얻기 위해 목질을 제거하는 작업을 해야 합니다. 침향나무가 열대와 아열대 기후에서 자라므로 침향나무를 베는 것은 언제든 가능한 작업이지만, 좋은 침향을 얻으려면 침향나무의 목질 부분을 얼마나 잘 제거하느냐가 관건입니다. 또한, 목질 부분을 제거한 침향을 좋은 한약재로 만들기 위해서는 음건을 해야 합니다. 음건이라 함은 일반적으로 향 기름이나 색소가 들어 있는 한약재를 바람이 잘 통하는 그늘에서 말리는 한약 가공방법의 하나로 침향은 체온 이상의 더운 곳에서는 침향의 기능인 침향의 향기가 날아가므로 그늘에 말려서 향이 날아가지 않도록 잘 보존해야 합니다.

건조감량이 8.0% 이하이어야 한다.

통풍이 잘되는 그늘에서 충분히 저온건조된 것이 좋은 한약재로의 침향입니다. '건조감량이 8.0% 이하이어야 한다.'는 말은 침향을 건조시켰을 경우에 날아가는 수분이 8% 이하이어야 한다는 말로 충분히 건조가 되지 않은 침향은 마치 '물 먹인 소'와 같습니다. 침향이 고가로 유통되다 보니, 중량을 높여서 가격을 더 받기 위해 적당히 건조하는 사례도 적지 않습니다. 일부 침향 소장가 중에는 침향 건조를 막기 위해 침향 보관실에 습도를 맞추어 놓기도 합니다.

인도네시아산 Aquilaria malaccensis는 인위적으로 기름을 주입한 흔적이 보이기도 하고, 불로 태우다 불을 끄면 악취가 난다.

침향이 고가로 유통되다 보니 불법 유통되는 경우가 적지 않습니다. 침향 공정서에 인도네시아산 수입 침향에 대해 특별히 기술되어 있는 것으로 보아 인도네시아산 Aquilaria malaccensis 침향의 경우에 가짜 침향이 많다는 의미로 보아야 할 것 같습니다. 동남아시아에 여행가서 사오는 침향 묵주나 침향염주에도 이런 가짜가 많습니다.

중국의 A. sinensis는 대부분 물에 뜨고 자체적으로 냄새가 난다.

침향나무의 수종 중에 중국에서 자생하는 A. sinensis라는 침향나무 종을 중국에서는 백목향이라고도 부릅니다. 중국에서 수입하는 A. sinensis 침향은 물에 뜨는 것이 많고 침향의 특성이라 할 수 있는 체온 이상의 온도가 아니어도 어느 정도 향이 나므로 참조하라는 말 같습니다.

횡단면을 현미경으로 볼 때 목부 수선은 넓고 1~2열의 유세포가 촉선방향으로 배열하고 있다. 수선 주위의 유조직은 수지가 많이 들어 있어 세포벽이 파손되어 파생세포간극을 이루고 있다. 도관은 원형이고 2~10개가 뭉쳐서 배열하며 그 속에서 갈색의 수지를 볼 수 있다. 섬유는 다각형을 이루고 사부를 둘러싸고 있다.

처음에는 서로 밀집해 있던 침향의 조직세포가 조직이 성장함에 따라 파괴되어 세포 사이에 간극이 생기게 되는데, 이 간극 속에 갈색의 침향 수지(水脂)가 수관에 채워져서 자연스러운 침향 구조를 이루게 됩니다.

침향의 순도시험에서의 중금속 함량은 납 5ppm 이하, 비소 3ppm 이하, 수은 0.2ppm 이하, 카드뮴 0.3ppm 이하를 충족시켜야 하고, 회분은 2.0% 이하, 엑스함량 묽은 에탄올 엑스 18.0% 이상이어야 하며, 저장은 밀폐 용기에 하여야 합니다.

남북 전통의학 분야 교류협력 방안의 일환으로 우리나라 생약정보에 북한 약전(DPRKP, 조선민주주의인민 공화국 약전)의 내용에 침향에 대한 부분도 있어서 함께 살펴봅니다. DPRKP의 침향 채취 및 가공법에는 '줄기와 뿌리의 나무진이 들어 있는 부분을 잘라서 땅속에 파묻거나 자연적으로 썩게 하여 나무 진이 없는 부분을 될수록 없애고 그늘에서 말린다.' 라고 기재되어 있습니다. 이는 침향나무의 목질이 자연에서 서서히 분해되도록 하여 오롯이 온전한 침향의 수지 부분만을 얻기 위한 가장 훌륭한 방법이라 할 수 있을 것입니다.

하지만 지금처럼 급하고 각박하게 돌아가는 세상에서 훌륭한 약재 침향을 얻기 위해, 또는 먼 후손들을 위해 침향나무의 목질이 푹 썩을 때까지 오랜 시간을 땅에 묻어두는 선택을 하기는 쉽지 않을 것입니다. 일반 인민의 약재로 침향이 쓰여질 일이 없는 북한 체제에서는 혹시 모를 최고 권력자의 질병 치료에 대한 안배로서 침향을 준비해 두려한다면 가능하지 않을까도 싶습니다.

침향은 아니지만, 유사한 개념으로 수십 년 뒤에 잘 숙성된 좋은 보이차를 자식들에게 남겨주려고 지금 생산되는 저렴한 보이차를 항아리에 담아 숙성시키는 사람은 보았습니다.

한약과 생약의 차이가 궁금해요? 침향은 어디에 속하나요?

한약과 생약 모두 한방재재로서 한약(韓藥)이 약사법에 동물·식물 또는 광물에서 채취된 것으로 주로 원형대로 건조, 절단 또는 정제된 생약으로 규정되어 있는 반면에 생약(生藥)은 대한약전에 동식물의 약용으로 하는 부분과 세포내용물, 분비물, 추출물 또는 광물로 정의되어 있으므로 침향은 한약재에 속합니다.

식품의약품안전처에서 한약(생약)의 품질관리와 제품 개발에 활용할 수 있는 정보를 한곳에서 검색할 수 있도록 한 국가 생약정보의 공정서에 등재된 추출물 및 한약(생약)제제는 총 437품목으로 대한민국약전(KP)에 14품목, 대한민국약전외한약(생약)규격집(KHP)에 423품목이 수재되어 있으며, 침향은 한약재로 구분됩니다.

지금의 과학은 자연계의 물질 중에서 사람이나 동물에게 어떤 약효나 효능이 있는 성분들을 찾아내고, 그 물질에서 가장 대표적인 약효성분을 각각 생약의 대표물질이나 지표물질이라 명명하고 구분 관리하고 있습니다. 한약계에서는 생약학에서 말하는 화학성분만을 지표물질로 한약을 관리하는 것은 다른 유효성분의 존재를 무시하는 부분적인 선택이며, 함량의 기준을 고시하는 것도 적합하지 않다고 합니다.

침향도 비슷한 경우로 아직도 침향의 효험과 기능에 비해 함유된 성분을 온전히 파악하지 못한 실정이다 보니, 일부 성분으로 어느 나라 침향이 '좋다 나쁘다' 하는가 하면, '내가 임상을 해보았더니 이렇더라'라고 하기도 하고, '옛날부터 숱한 임상을 해온 침향나무 수종의 침향이 당연히 옳은 것이다'라고도 하며 설전을 벌이고 있습니다.

고시된 지표성분이나 유효성분의 함량보다 높은 상품과 낮은 상품이 있을 경우, 두 상품에는 서로 다른 성분들이 다양하게 함유되어 있고 이를 서로 비교 임상실험을 해보지 않았기에 단지 일부 성분의 함량이 높은 상품이라고 해서 낮은 상품보다 약으로서의 유효성이 더 좋다고 할 수 없다는 말입니다.

한의사는 초(炒)탄(볶는 것), 밀자(蜜炙)(꿀에 볶는 것), 주초(酒炒)(술에 볶는 것), 염수초(鹽水炒)(소금에 볶는 것), 주증(酒蒸)(술에 절이고 말려서 찐 것) 등등, 약재의 독성이나 지나치게 편중된 성질을 사용하기 좋게 완화시켜주는 한약의 수치법(修治法)를 통하여 그 효능을 높이고 변화시킬 수 있습니다. 침향의 경우는 위에서의 법제 방법과 달리 기능을 더 좋게 하고 약효를 높이는 방법으로 최근에 세계적으로 높은 관심으로 많은 사랑을 받는 발효공법을 적용하여 사용을 하기도 합니다.

침향은 다른 한약재나 다른 식품 원료보다 그 구분이 까다로울 수밖에 없는데, 그 이유는 침향이 단순히 한약재나 식품으로서의 효능만으로 그 가치를 인정하는 것이 아니라 향으로서, 자연공예품으로서 가치도 훌륭하게 인정받고 있다는 점으로 바라보는 시선에 따라 좋은 침향을 선정하는 기준이 달라질 수밖에 없기 때문입니다.

어찌되었든 지금까지 침향 연구에 대한 대부분의 기록이 과거 기록들을 재편집한 것에 불과한 빈약한 내용이다. 이러한 문제가 모두 해결되려면 침향뿐 아니라 한약재나 식품의 맛이나 냄새를 구분하는 기준을 세워서 그 느낌을 수치화 하며, 수치법제 과정에서 발생하는 다양한 화학적 변화를 추적하는 분석시스템이 개발되어야 가능할 것입니다.

하지만, 이렇게 하려면 엄청난 시간과 비용이 소요될 것이기에 지금으로서는 관능검사, 맛과 기분을 뜻하는 기미(氣味)론, HPLC나 GC-MS 등의 진단장비를 통한 성분변화 등을 살펴보는 차선의 선택으로 그 기준을 잡아야 하는 안타까운 실정이라 할 수 있습니다.

한약재 사용 기준을 통과한 침향은 다 같은 건가요?

한약재 사용 기준을 통과했다는 것은 약재로 사용될 수 있는 최소한의 기준선입니다. 이 기준에 미치지 못하면 효과가 없거나 오히려 위해할 수 있으므로 약재로 사용하지 말라는 것이며, 위 기준을 상회하는 것도 있을 것이므로 당연히 같을 수는 없겠지요.

식약처에서 침향뿐만 아니라 한약에 사용되는 모든 한약재의 규격에 최소한의 기준은 약으로 쓰임을 받으려면 약으로 쓰일 정도의 최소한의 약효를 지니고 있어야 하고 또, 언제 어느 때든 그 기능을 발휘해야 하기 때문으로 위와 같은 검사를 하고 유효기간을 두어 약효가 유지되도록 하는 것입니다.

수명이 길지 않아 몇 년밖에 재배하지 않는 인삼의 구분에도 인삼의 머리인 뇌두를 보고 3년근이니 5년근이니 하고, 뿌리가 무성한지 무성하지 않은지, 모양이 예쁜지 그렇지 않은지 등으로 구분을 하게 됩니다. 하지만 시장이나 홈쇼핑 등에서 파는 식품인 인삼은 보기 좋고 잘생긴 것이 우선이지만, 한약재로서 인삼은 뿌리가 무성하고 연식이 좀 되어서 약효가 충실한 것이 좋은 것으로 인삼의 가치를 보는 시각이 식품과 한약재가 서로 다르듯이 침향 역시 다를 수밖에 없습니다.

침향도 대부분의 한약재들과 같은 자연산물로서 같은 지역에서 채취를 하였다고 하더라도 어느 것 하나 같은 것이 있을 수 없습니다. 하물며 생산되는 국가나 지역의 환경, 침향나무에서 침향이 생산되기에서부터 침향나무가 죽고 자연에서 침향이 숙성되기까지 세월과 과정 등에 따라 약효의 차이가 있을 수밖에 없습니다.

앞에서 여러 번 말씀드린 바와 같이 침향의 가치와 효능의 중심은 침향에 함유되어 있는 수지가 생명이라 할 수 있습니다.

우리나라 한의학의 바이블 같은 『동의보감』에도 침향이 나오겠지요?

신라시대부터 왕실에서 사용하는 최고의 향으로 쓰임을 받던 침향을 한약재로 사용하기 시작한 것은 고려시대부터 즈음으로 조선시대 허준의 『동의보감』에는 당연히 올라 있습니다. 『동의보감』에서는 침향을 '성질은 온화하고 막힌 혈을 뚫어주며, 인체의 기를 돌게 하여 위로는 머리끝까지 가고 아래로는 용천까지 간다.'라고 설명하고 있습니다.

『동의보감』에 올라 있는 침향에 대한 원문과 해석 글을 함께 보겠습니다.

성열, 미신일운고, 무독, 주풍수독종, 거악기, 지심복통, 익정장양, 치냉풍마비, 곽란토사전근(性熱, 味辛一云苦, 無毒. 主風水毒腫, 去惡氣, 止心腹痛, 益精壯陽. 治冷風痲痺, 霍亂吐瀉轉筋). 침향은 성질이 뜨겁고 맛은 매우며 쓰고 독은 없다. 주로 풍수(風水)로 심하게 부은 데 쓴다. 나쁜 기운을 쫓고 명치가 아픈 것을 멎게 하며, 정을 보하고 양기를 북돋운다. 찬바람으로 마비된 것, 곽란으로 토하고 설사하며 근육이 뒤틀리는 것을 치료한다.

생영남교광, 토인견향목, 필이도작성감, 경년득우수지, 축결향, 기견흑, 중실, 무공심, 이침수자위침향, 부수자위전향, 전향중, 형여계골자위계골향, 형여마제자위마제향, 수침수이유공심, 즉시계골야, 번지극청열.(生嶺南交廣. 土人見香木, 必以刀斫成坎, 經年得雨水所漬, 遂結香. 其堅黑, 中實, 無空心, 而沈水者爲沈香. 浮水者爲煎香. 煎香中, 形如雞骨者爲雞骨香. 形如馬蹄者爲馬蹄香. 雖沈水而有空心, 則是雞骨也. 燔之極清烈. 침향본초편沈香本草編) 영남·광동·광서에서 자란다. 그 지방 사람들은 침향나무를 보면 반드시 칼로 베어 상처를 내어 두면, 오랜 세월이 지나면서 빗물이 스며들어 마침내 향이 뭉친다. 단단하고 검으며 속이 빈 곳 없이 충실하다. 물에 가라앉는 것이 침향이고, 물에 뜨는 것이 전향(煎香)이다. 전향 중에서 닭의 뼈 모양을 한 것이 계골향(雞骨香)이고, 말발굽 모양을 한 것이 마제향(馬蹄香)이다. 비록 물에 가라앉더라도 속이 비었으면 계골향이다. 침향을 태우면 향이 몹시 맑으면서 강렬하다.

침향능양제기, 상이지천, 하이지천, 용위사. (沈香能養諸氣, 上而至天, 下而至泉. 用爲使. 침향탕액편(沈香湯液編) 침향은 온갖 기를 기르는데, 위로는 머리끝까지 가고 아래로는 용천까지 간다. 사약(使藥)으로 쓴다.

입탕마자복, 입환산별영극세용(入湯磨刺服, 入丸散另硏極細用.

탕에는 가루를 내어 타서 복용하고, 환이나 산에 넣을 때는 별도로 아주 곱게 갈아 쓴다.

본초학이 무엇이며, 본초학에서의 침향을 어떻게 설명되었나요?

본초(本草)란 생명체에 대한 양생과 치료 및 예방에 제공되는 천연약물을 말하며, 주로 식물의 초근목피(草根木皮)와 동물, 광물을 포함한 한방약물을 총칭합니다. 본초학이란 이러한 질병 치료에 쓰이는 식물계 동물계 광물계에서 얻은 물질인 본초(本草)로 질병치료 및 질병예방을 연구 목적으로 하는 학문입니다.

본초학에서 침향은 강기온중(降氣溫中)의 성질이 있어서 기(氣)를 내리고 속을 따뜻하게 해줍니다. 또한 난신납기(暖腎納氣)의 성질이 있어 콩팥을 보하여 폐기(肺氣)를 흡수하는 효능이 있다고 합니다. 이는 기운이 신장으로 모여서 단단하게 하고 잘 배출시키는 효능이 있고, 신장과 방광, 명문(命門)을 따뜻하게 하고 보해주므로 옛날에는 왕들의 정력제로도 많이 사용되고, 천식과 소화 장애, 변비 등의 치유에도 많이 사용되었다고 합니다.

　침향은 기운을 잘 다스리는 '이기약(理氣藥)'으로 분류되어 기혈의 순환을 원활하게 도와주어 기가 거꾸로 오르는 것을 치유하여줍니다. 따라서 침향은 기본적으로 뭉친 기운을 잘 풀어주는 효과가 탁월하며, 구토나 기침, 천식, 딸꾹질을 멈추고 심신을 안정시키는 데에도 사용됩니다. 또한, 침향이 복부 팽만, 변비나 소변이 약한 증상에도 효과가 있는 것은 대사기능을 원활히 하여 배출도 잘되게 도와주기 때문이라고 합니다.

어떤 사람에게 더 좋은가요? 어떤 사람에게 가장 효과적인가요?

최근 침향에 함유되어 있는 다양한 성분들이 하나둘 밝혀지면서 만고의 영약으로 불리는 침향의 비밀도 함께 풀리고 있으며, 한방에서도 만성신부전 치료, 만성 혈관질환과 중풍 예방 치료, 변비 등의 다양한 질환에 침향이 처방되고, 점차 폭넓게 침향의 약효 연구가 진행되고 있습니다.

　한약재로서 침향의 쓰임은 무궁무진합니다. 침향의 약효 중에 각별히 주목해야 할 부분은 누가 뭐라 해도 신장 기능을 회복시키는 약리작용이 아닐까합니다. 한번 망가지면 회생이 어렵다는 만성신부전 치료에 혈액 투석 외에는 다른 방법이 없을 때에 마지막으로 희망의 불씨를 살려볼 수 있는 약재는 침향뿐이라는 말을 자주 들어왔던 기억이 있습니다.

이에 버금가는 침향의 한의학적 기능은 혈액순환을 강력히 촉진하는 작용으로 침향이 막힌 것을 뚫어주는 약효가 뛰어나서 중풍 예방과 치료의 특효약으로도 알려져 왔습니다. 침향은 중풍 후유증인 반신불수나 실어증, 구안와사 등의 치료에도 효험이 있으며, 혈액을 맑게 하고, 뇌와 심장의 모세혈관을 강하게 도와주므로 고혈압, 동맥경화, 뇌출혈, 뇌경색 등 혈관질환의 예방과 치료에도 도움을 준다고 합니다.

또한, 침향은 인체에 예민한 반응을 일으켜서 설사를 유도하므로 심한 변비 치료에도 빠른 치유 효과를 나타내게 됩니다. 대부분 잘못 먹어 탈이 나서 나타나는 배탈설사의 부작용으로 탈수현상이나 기운 빠짐 현상을 꼽는데, 침향으로 인한 반응은 장내 청소와 숙변의 제거를 돕는 유익한 기능을 하게 되어 오히려 몸이 가벼워진다고 합니다.

최근 한 방송 채널에서 한 한의사가 '침향에는 항염 항균 물질이 다량 함유되어 있기 때문에 우리 몸속의 독소를 제거하고 노폐물을 배출하는데 효과적이며, 혈액순환을 촉진해 혈관질환 예방에 도움을 준다. 또 부교감 신경을 자극해서 심신을 안정시키고 두뇌 활성을 도와 머리를 맑게 하고 소화를 촉진하는 효과가 있다.'라고 밝히기도 했습니다.

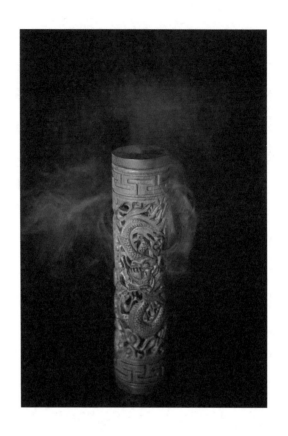

**요즘 메스컴에서 중국의 오랜 의학서적에도
침향의 약효와 처방이 실려 있다고 광고하는 것을
본 것 같아요!**

중국에서는 『명의별록』, 『본초강목』, 『중국약전』, 『중화본초』
외에 많은 의학서에 오래 전부터 침향이 많은 병증에 다양한

약재로 귀히 쓰임을 받은 기록들이 담겨 있습니다.

요즘 들어 각종 매체에서 신비로운 물질로 알려진 '침향'에 대한 관심이 높아지면서, 많은 제약회사에서도 경쟁적으로 침향이 함유된 건강제품을 선보이다 보니 자연스럽게 침향의 약효와 효능에 대한 내용을 자주 듣게 되는 것 같습니다.

침향을 약재로 사용하였다는 초기 기록은 중국 한나라 즈음의 본초학서인 『남방초본상(南方草本狀, 304년)』과 도홍경(452~536년)의 『명의별록(名醫別錄)』 등에 나타나며, 『본초연의』, 『본초강목』, 『중국약전』, 『중화본초』 등 많은 의학서에 침향이 다양하게 적용되어 왔다는 기록이 있어서 몇몇 내용을 살펴봅니다.

송나라 의서 『본초연의』에서의 침향은 나쁜 기운을 제거하고 치료되지 않은 나머지를 고친다. 부드럽게 효능을 취해 이익은 있고 손해는 없다고 합니다.

원나라 때는 의학서적인 『세의득효방(世醫得效方)』을 편찬한 명의 위역림(危亦林)이 황제에게 침향을 처방하였다고 합니다. 참고로 위역림의 『세의득효방』이 고려시대에 국내에 전해져서 조선초기부터 과거시험의 의과취재(醫科取才) 과목으로 채택될 정도로 명실상부한 의학 교과서였다고 하니, 그가 황제에게 처방한 침향은 더욱 의학적 가치를 인정받지 않았을까 합니다.

명나라 본초학 연구서『이시진』에는 상체에 열이 많고 하체는 차가운 상열하한(上熱下寒), 천식·변비, 소변이 약한 증상 등에 침향을 처방했다고 합니다. 또한,『본초강목』에는 침향이 정신을 맑게 하고 심신을 안정시켜 주며 위를 따뜻하게 하고 기를 잘 통하게 하고, 특히 간 질환 치료에 효과가 있으며 허리를 따뜻하게 하고 근육을 강화할 뿐만 아니라 기침을 가라앉히고 가래를 제거한다 하였습니다.

중국약전(中国药典)에서의 침향의 효능은 행기지통(行气止痛), 온중지구(溫中止呕), 납기평천(纳气平喘。用于胸腹胀闷疼痛(흉복창민종통), 胃寒呕吐呃逆(위한구토애역), 肾虚气逆喘急(신허기역천급))이라 합니다. 이는 기(氣)를 소통시켜 통증을 멎게 하는 효능, 중초(中焦)를 따뜻하게 하고 구토(嘔吐)를 가라앉히는 효능, 신(腎)이 허한 것을 보하여 납기(納氣) 기능이 장애된 것을 치료하여 천식을 멈추는 효능, 가슴과 배 부위가 빵빵하고 그득하며 동통이 있는 증상에 효과가 있다고 합니다. 또한, 기가 약해져 위가 냉해져서 구토, 트림을 하는 증상과 신장이 허약하여 기(氣)가 거꾸로 치솟아서 주기적으로 일어나는 호흡곤란의 병증에 침향을 적용합니다.

『중화본초(中华本草)』에서의 침향은 행기지통(行气止痛) 온중강역(溫中降逆) 납기평천(纳气平喘)。주완복냉통(主脘腹冷痛), 기역원식(气逆员息), 위한구토 애역(胃寒呕吐呃逆), 요슬허냉(腰膝虚冷), 대장어비(大肠虚秘), 소변기림(小便气淋) 효과가 있다고 말합니다. 침향은 기(氣)를 소통시켜 통증을 멎게 하고, 중초(中焦)를 따뜻하게 하여 오심(惡心)과 구토(嘔吐)의 상역감을 가라앉히며, 신(腎)이 허한 것을 보하여 납기(納氣) 기능이 장애된 것을 치료하여 천식을 멈추는 효능이 있습니다. 또한, 완복부위가 차가운 듯한 통증이 있거나 기가 약해져 위가 냉해져서 구토, 트림을 하거나 허리와 무릎이 허약하고 차가운 증상에 효능이 있고, 대장의 기가 허(虛)해지고 중기(中氣)가 하함(下陷)된 병증이나 임병(淋病)의 일종으로 배뇨(排尿)가 삽체불쾌(澁滯不快)하고 배뇨 후 여력미진(餘力未盡)하여 소복창만(小腹脹滿)한 병증에 침향을 처방한다고 합니다.

침향 복용 시에 주의해야 할 점이 있는지요?

무엇보다 침향의 안전성과 안정성에 유의하시며, 과용하지 마시고 정해진 양만 섭취하도록 하시기 바랍니다.

원물 침향이나 침향분말 등을 직접 섭취하려 할 경우에는 식약처에서 안전성을 인정한 정식 수입품인지 반드시 확인해 보시기 바랍니다. 보따리상을 통해 들여오는 밀수 침향은 유해균이나 바이러스 등으로부터 자유로울 수 없으며, 인체에 해가 되는 농약이나 화학물질 등이 묻어 있을 수 있으므로 주의하셔야 합니다.

침향 함유제품의 경우는 유효기간과 부작용에 대한 내용 등을 꼼꼼히 확인하고, 반드시 정해진 양만 섭취하시기 바랍니다. 한꺼번에 너무 많은 침향을 섭취할 경우 두통이나 복통, 설사를 유발할 수 있습니다. 침향이 아무리 좋다고 해도 과용은 도리어 해가 됩니다.

또한, 침향은 기본적으로 맛이 맵고 따뜻한 기운의 열을 내는 성질을 갖고 있어서 한의학에서는 양기가 왕성한 사람에게는 침향을 잘 쓰지 않는다고 하니, 열이 많은 사람의 경우는 섭취에 신중을 기하시고, 가능하면 전문가와 상담을 통해 섭취하시는 것을 권합니다.

침향의 1일 복용량은 어떻게 되나요?

침향의 복용량에 대해서는 믿을 만한 자료들에서도 국가에 따라서, 정보 채널에 따라서 다르게 나타나서 혼선을 일으킬 수 있습니다. 전체적으로 보면, 0.2~0.4g으로 섭취량을 제한한 곳이 있는가 하면, 2~5g까지로 되어 있는 곳이 있습니다. 얼핏 보면, 그리 많은 양은 아니지만 적은 양으로도 인체에 무리를 줄 수 있으므로 참조를 요합니다.

침향 복용량은 정보 채널에 따라서 국가별로도 조금씩 다릅니다. 국가생약정보에서의 용법용량은 한국과 북한 약전(조선민주주의 인민공화국 약전) 공히 2~4g으로 나와 있는 반면에, 전통의학 정보 포털의 한국 본초학에는 0.2~0.4g, 중화인민공화국 약전은 1~5g을 후하(後下)하고, 대만 중약전에서는 1.5~4.5g, 조선민주주의 인민공화국 약전에는 하루 2~4g이라고 나와 있습니다.

아무래도 국가 생약정보의 내용을 기준으로 해야 하겠지만, 각 채널의 침향 복용량의 비교에서 최대 비율은 10~25배에까지 이르는 것은 조금 이해되지 않는 부분입니다.

물론 침향이 자연의 산물이기에 하나하나가 다 같을 수는 없습니다. 실험 당시에 측정한 침향의 수종에 의한 차이일 수도 있겠고, 침향의 수지 비율에 따른 차이일 수도 있겠으며, 국가 간의 의료 기준에 따라서도 다를 수 있지 않을까 싶습니다.

침향 처방에서 피해야 할 금기사항이 있나요?

한방에서의 침향에 대한 금기 사항으로는 '음허화왕(陰虛火旺)과 기허하함자(氣虛下陷者)는 신용(愼用)한다.' 라고 하는데, 여기서 신용이라 함은 부작용이나 독성의 우려가 있으므로 약재나 처방을 신중하게 사용하라는 말입니다.

한방에서 침향을 처방함에 있어 금기시하는 병증으로 '음허화왕'을 듭니다. 음허화왕은 음정(陰精)이 휴손되어 허열(虛熱)이 매우 심한 병증으로 번조이노(煩躁易怒), 양관조홍(兩顴潮紅), 구건인통(口乾咽痛), 성욕항진(性欲亢進) 등의 증상을 동반한다고 합니다.

이를 풀어보면, 가슴이 답답하고 괜히 화가 잘나거나, 손발바닥에 달아오르듯 열이 나서 가만히 두지 못하는 증상이나, 볼이 붉어지고 입안이 마르고 목안이 아픈 증상, 또는 성욕이 더욱 강해지는 증상에는 침향의 처방을 하지 말라는 말입니다.

금기되는 또 다른 병증으로 '기허하함자'을 드는데, 이는 비장의 기가 허해서 장부들이 아래로 처지는 증상이 있는 사람에게는 침향 처방을 하지 말라는 의미입니다.

침향을 다른 약재들과 함께 달여 먹으려 하는데, 좋은 방법이 있나요?

요즘은 침향의 우수한 효능이 널리 알려지면서 건강식품으로도 많은 사랑을 받다보니, 침향을 다른 식품이나 약재들과 혼

합하여 가정에서 달여서 드시려 하는 경우가 왕왕 있습니다. 하지만 한약의 개념으로 침향을 드시려는 목적이라면, 반드시 한의사의 처방을 받길 권합니다.

인삼이 식품으로 사용되기도 하고 한약재로도 쓰이는 것처럼 침향 또한 식품과 한약으로 혼용되고 있다 보니, 간혹 약리적인 부분을 간과하고 오남용하는 경향이 적지 않습니다. 침향을 한약 개념으로 드시려면 반드시 한의사의 처방을 받아 드시는 것이 좋습니다.

부득불 다른 한약재나 식품 등과 침향을 함께 달일 경우에나 처방받은 약재를 구입하여 가정에서 약재를 다릴 경우에는 전탕시간을 유효물질 보존에 영향을 주는 대표 요인으로 꼽고 있는 한의학적 전통 전탕법을 참조할 필요가 있습니다.

전통 전탕법은 다른 내용물보다 해당 약재를 미리 넣어서 오래 끓이는 '선전' 방법과 다른 내용물을 끓이다가 꺼내기 전에 5~10분만 전탕하는 '후하' 방법으로 구분합니다. 침향은 침향나무의 수지이기 때문에 정유성분이 상당량 함유되어 있으므로 유효성분의 분해를 막아 유효물질의 손실과 정유성분의 휘발을 줄이기 위한 목적으로 '후하'를 하여야 합니다. 따라서 한약재를 달임에 있어 다른 재료들을 충분히 끓인 후에 마지막으로 침향을 넣고 5~10분 살짝 더 끓여주는 것이 좋습니다.

침향이 한약재로도 널리 쓰였다면, 침향이 함유된 처방은 얼마나 되나요?

한국생약규격집에 침향이 함유된 한약 처방전은 총 456건이 올라가 있습니다.

동양의학적인 측면에서의 침향은 신장뿐 아니라 심장, 간장, 위장, 비장, 폐까지 우리 몸의 오장육부 어느 곳 하나 그 작용이 미치지 않는 곳이 없으며, 오장육부를 관통하는 약성을 지닌 약재로 몸의 기와 혈행을 조절하는 최고의 약재라 할 수 있습니다.

침향은 기병(氣病)을 치료하는 이기약으로서 기를 내리고 아픔을 멈추며 위를 덥혀주고 양기를 보해줍니다. 또한, 가스가 차서 배가 불어나고 아픈 데, 신허로 숨이 찬 데, 기관지천식, 비위허한으로 인한 게우기, 딸꾹질, 신양허로 허리와 무릎이 시린 데에 적용된다고 합니다.

한의학은 음양오행과 신체순환 경락학설을 바탕으로 인체의 생리와 병리를 설명하는 것이 가장 큰 특징으로 인체 안팎의 대응관계를 수립하여 인체의 한 부분만을 분석하는 것보다 인체 내부의 관계를 관찰하고 이해하여 치유를 돕는 방향으로 연구되어 왔습니다. 따라서 한약재 처방에서도 몇몇 병증에만 국한한 것이 아니라 몸 전체의 조화와 균형을 보며 처방한 것이다 보니, 한약재의 대부분이 그렇듯이 침향도 그 쓰임이 많아진 것이라 할 수 있습니다.

침향이 어떤 병증에 적용되었는지, 아래 침향이 함유된 처방들의 내용을 살펴봅니다.

침향장수환(沈香長壽丸)

콩팥에 양기가 부족하거나 정혈의 부족으로 온 몸이 노곤하고 눈이 잘 보이지 않으며 어지럽고 건망증이 있는데, 식욕이 없고 소화가 잘 안 되며 아랫배가 차고 설사를 하는 데, 유정(遺精), 임포텐츠(발기불능)에 적용합니다.

침향강기산(沈香降氣散)

음양(陰陽)이 막히고 체(滯)해서 기(氣)가 오르지도 내려가지도 못하여 가슴 속이 꽉 막힌 증상, 기(氣)가 몰려서 옆구리가 찌르는 듯이 아프고 가슴속이 거북하여 막힌 것 같은 것을 치료하는 처방입니다.

침향강기탕(沈香降氣湯)

기가 잘 오르내리지 못하여 상기하고 숨이 가쁜 것을 치료합니다.

침향녹용환(沈香鹿茸丸)

여러 가지 허손증(虛損證), 기, 혈, 음, 양이 고갈되었을 때에 처방하는 일반 보약으로 씁니다.

침향화기환(沈香化氣丸)

기생충 때문에 배가 불러 오면서 아픈 증상을 치료하는 처방입니다.

침향화기단(沈香化氣丹)

외부 자극으로 인해 어린아이가 갑자기 경기를 일으킬 때, 끈끈하게 덩어리진 적색과 백색 피고름이 서로 섞인 대변을 보는 이질, 심장 부위가 갑자기 아플 때, 중풍(中風), 구안와사(口眼喎斜)를 치료하는 처방입니다.

침향계부환(沈香桂附丸)

중기(中氣)가 부족하고 차서 음식을 잘 먹지 못하는 증상을 치료하는 처방으로 비장(脾)의 양기가 부족한 증상이나 뱃속에 찬 기운이 뭉쳐 명치 밑이 아프고 옆구리가 그득하면서 불러 오르며 배가 끓고 설사하며 손발이 차지는 데, 또는 하초(下焦)의 양허(陽虛)로 아랫배가 당기고 몹시 아픈 데 씁니다.

침향반하탕(沈香半夏湯)

중풍 때 담(痰)이 성하여 가래 끓는 소리가 나며 손발이 차고 현기증이 나서 말을 하기가 어려운 경우에 처방합니다.

남성(南星) 3.75g을 싸서 굽고, 반하(半夏)A 7.5g을 법제하여 부자(附子)A 1개를 싸서 굽습니다.

인삼(人蔘)A 18.75g과 부자와 같은 양의 침향(沈香)과 함께 각각의 한약재를 거칠게 가루 내어둡니다. 1일 3회, 식전에 12g씩 생강 3쪽과 함께 물에 달여서 먹습니다.

침향마비산(沈香磨脾散)

비위(脾胃)가 허한(虛寒)하여 헛배가 부르고 아프며 식욕이 없고 소화가 안 되는 데 씁니다. 위경련, 신경성 구토 등에 적용합니다.

침향천마탕(沈香天麻湯)

어린아이가 놀라서 간질이 되어 목구멍에서 가래 끓는 소리가 나고 손발에 경련이 일고 정신이 흐리멍덩한 데 씁니다.

침향자석환(沈香磁石丸)

상초(上焦)가 실하고 하초(下焦)가 허하여 어지럽고 귀에서 소리가 나면서 잘 들리지 않는 데 씁니다.

가미자주환 (加味磁朱丸)

눈이 어두워져서 잘 안 보이는 것을 치료하고 오래 복용하면 눈이 밝아져서 100살이 되어도 작은 글자까지 읽을 수 있다고 하는 처방으로 여기에도 침향이 들어간다고 합니다.

    그리고 궁황산(芎黃散), 곤담환(滾痰丸), 금주녹운유(金珠綠雲油), 균기산(勻氣散), 균기환(勻氣丸), 냉보환(冷補丸), 가미대보탕(加味大補湯), 가미청아원(加味靑娥元), 가감신기환(加減腎氣丸), 구미이중탕(九味理中湯), 당관음자(撞關飮子)A, 구미평위환(狗米平胃丸), 당귀양혈탕(當歸養血湯), 내탁황기원(內托黃芪元)에도 침향이 처방되며, 그 외에도 한국생약규격집에 침향이 함유된 한약 처방전을 모두 세어보면 총 456건이 된다고 합니다.

제3장

활용

: 식품으로서의 침향

침향! 천년향기와 약재만이 아닙니다.
오랜 세월 동안 바른 침향의 다양한 역할은
식의약용으로도, 향재로도, 자연 공예품으로도
최고의 가치를 인정받고 있습니다.

침향은 식품으로도 유용하게 사용되어 왔습니다.
조선시대 서유구의 『임원경제지』에서와 같이
달여 만든 음료 침향숙수(沈香熟水)를 비롯하여
식품으로서 다양하게 쓰임을 받아 왔습니다.

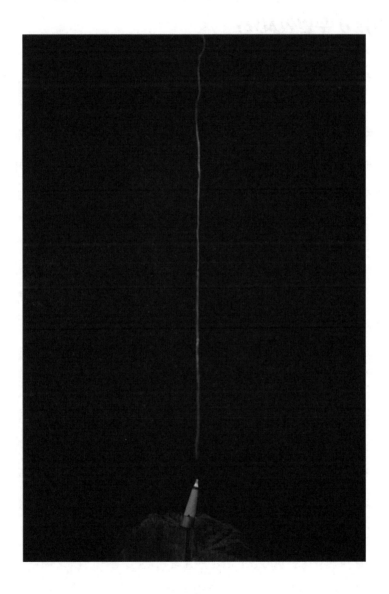

침향은 향이 나는 나무가 아닌가요? 침향을 먹는 이유가 무언인지요?

과거에 침향은 기사회생의 비상 약재로도 사용해왔습니다. 주로 한약재에만 적용되던 침향이 최근 건강에 대한 관심이 높아지면서 식품으로도 사용이 가능해져서 신체에 활력을 주고 질병을 예방하며, 나아가 질병을 치유하여 생명을 건강하게 유지시키기 위한 목적이 아닐까 합니다.

2000년대부터 우리나라도 65세 이상의 인구가 전체인구의 7.1%를 넘어서는 고령화 시대에 진입하면서 중, 장년층을 선두로 건강에 대해 많은 관심을 보이더니, 이제는 연령의 개념을 뛰어넘어 너도나도 건강 우선주의가 되지 않았나 싶습니다.

그래서 이제는 무엇보다 중요한 것이 바로 우리가 먹는 음식이요, 균형 잡힌 바른 음식은 우리의 생명을 유지시켜주는 '약'이 되고, 잘 흡수된 영양은 인체에 '활력소'가 될 것이라는 것 정도는 알고 있습니다. 또한, 건강 노이로제에 걸릴 정도로 숱한 매체에서 건강을 외치다 보니 면역력, 항산화, 노화 방지, 웰빙, 웰다잉 등의 건강 용어는 외우지 않아도 바로바로 떠오르고, 몸에 좋다는 그 많은 건강식품들의 이름들이 아른거립니다.

하지만 문제는 작금의 생활환경이 바른 생활을 하기 어렵다는 것이지요. 식욕을 부추기는 광고와 전화 한 통화로 수분 내에 달려오는 배달문화의 진화는 나약한 인내심을 파고들기 일쑤입니다. 결국 바른 섭생이 어려워진 상황에서 어떻게든 편리한 쪽으로 생각을 돌려 간단하게 건강식품 같은 것을 하나 먹어 해결하려는 시도를 하게 되는데, 이는 '맨손으로 호랑이를 잡는다.'는 말과 같이 어불성설일 뿐입니다.

최근 들어 광고 거리가 되는 식품 원료를 찾아 제품을 만들고 매스컴을 이용하여 성분이 어떠니 저떠니 하며 한탕 벌려는 시도가 유행처럼 번지면서, 침향도 이들의 먹잇감으로 부상되고 있어 안타까움을 금치 못하고 있습니다. 장사꾼의 유행을 탄 대부분의 원료나 식품들은 겉포장만 요란하고 내용이 별로 없는 저가의 조잡한 제품이 되어 결국에는 아무리 훌륭한 원료임에도 효과가 없는 값싼 원료로 전락하여 시장의 외면을 받게 되기 때문입니다.

침향이 최근 여러 연구에서 우리 몸에 좋은 항산화 물질과 면역 물질이 많이 들어 있는 식품으로 최고의 가치를 인정을 받고 있다고 하지만, 실제 침향은 아주 오랜 옛날부터 최고의 절대자만이 먹을 수 있는 무소불위의 막강한 치유력과 영험함이 입증되어온 약물입니다. 이렇게 침향은 태생부터가 존귀한 존재로, 오랜 한방의서에서 보듯이 구하려 해도 구하기가 쉽지 않은 효험이 있는 '약재'이기에 다른 건강식품의 원료와 결이 다르다고 할 수 있습니다.

우리나라에서는 침향을 언제부터 약으로 먹기 시작했나요?

침향에 대한 우리나라 기록은 신라시대부터입니다. 하지만 이때는 침향을 주로 향으로 피웠던 것으로 추정되며, 약재로 복용하기 시작한 기록은 고려시대부터입니다.

인류가 식물을 치료 목적으로 사용했다는 것은 기원전 2600년 바빌로니아 사람들이 진흙조각에 남긴 기록에서부터로 볼 수 있으며, 기원전 2900~1900년 고대 이집트에서는 약으로 사용할 목적으로 식물을 채취하거나 재배하였던 것으로 밝혀졌습니다.

오랜 의학서이면서도 지금까지 영향을 주고 있는 인도의 전통의학서 『아유르베다』(ayurveda, 고대 힌두교도의 의술 및 장수법)와 중국의 『신농본초경(神農本草經)』을 통해서 식물이 약용으로 사용되었음을 알 수 있습니다.

침향은 오래 전부터 사용을 해 온 많은 약용식물 중에서도 으뜸으로 인정받아 왔으며, 다른 약용식물에서는 볼 수 없는 다양한 목적으로도 쓰임을 받으며 우리에게 경이로운 이로움을 주어 왔습니다.

침향을 그냥 먹어도 되나요? 어떻게 얼마나 먹어야 하나요?

식품으로서의 침향은 식품의약품안전처 식품의 기준 및 규격에서 '식품에 제한적으로 사용할 수 있는 원료'로 특정 사용조건이 제시되지 않은 식품원료이므로 원재료 중량의 50% 미만 함유된 식품을 구입하시거나 이에 준하여 드시면 될 것입니다.

침향은 우리나라에서 생산되지 않아서 수입해야만 하는 식품입니다. 처음에는 침향이 한약재로만 쓰임을 받다가 최근에 들어 건강식품들이 각광을 받으면서 대표 한약인 공진단과 유사한 이름의 식품류에 미량 원료로 함유되기 시작하더니, 점차 침향의 쓰임이 늘어나고 있는 상황으로 다른 식품에 첨가물로서가 아닌 순수 침향 분말을 취급하는 곳도 늘고 있습니다.

식품으로서의 침향은 식품의약품안전처 「식품의 기준 및 규격」 별표 2-17에 침향나무 수종 Aquilaria agallocha Roxburgh와 Aquilaria malaccensis Lam의 수지가 침착된 수간목을 '식품에 제한적으로 사용할 수 있는 원료'로 특정 사용조건이 제시되지 않은 식품원료입니다. 따라서 가공 전 원재료의 중량을 기준으로 원료 배합 시 50% 미만(배합수는 제외한다) 사용하여야 하며, 혼합성분의 총량 또한 제품의 50% 미만이

어야 합니다. 다만, 다류, 음료수, 주류 및 향신료 제조 시에는 제품의 구성원료 중 '제한적 사용 원료'에 속하는 식물성 원료가 한 가지인 경우에는 '원료'로 사용할 수 있다고 합니다.

다시 말씀드리면, 우리가 식용으로 먹을 수 있는 원료는 독성이나 부작용이 없는 것으로 국내에 식용 근거가 있는 식약처장이 인정한 식품에 사용할 수 있는 원료와 식품에 제한적으로 사용할 수 있는 원료로 크게 구분됩니다.

'제한적 사용 원료'라 함은 식품 사용에 조건이 있다는 의미로, 예를 들면 제한적 사용 원료의 하나인 은행잎의 경우에는 침출차의 원료로만 사용 가능하기에 다른 방법으로는 식품으로 사용하지도 제조하지도 말고, 섭취도 하지 말라는 것입니다.

하지만, 침향은 이에 해당되지 않으므로 어떤 식품의 형태로 만들어도 무관하다는 말입니다. 그리고 침향 외에 다른 '제한적 사용 원료'가 없을 경우는 침향을 함유한 다류나 음료류, 주류나 향신료로 제조할 수 있다는 말입니다.

침향의 1일 섭취량의 기준은 수지 함량이 충실하였을 때를 기준으로 0.2~0.4g으로 다른 기관에서는 2~4g이라는 곳도 있습니다. 이렇게 침향의 중량을 기준으로 섭취량을 정하는 방법은 어쩔 수는 없겠지만, 무엇보다 침향의 기능을 나타내는 것은 침향의 수지 함량이 어느 정도이냐가 더 우선되어야 합니다. 하지만 조그만 침향 조각 하나하나를 측정하는 것이 지금의 체계로는 쉽지 않아 이를 명확히 측정하기가 어렵습니다.

침향은 인삼이나 황기와 같은 한약재로 의약품용과 식품용으로 구분되어 유통되고 있으며 자세한 내용은 다른 질문에서 부연 설명하기로 하고, 여기에서는 이해를 돕는 정도로 간단히 말씀을 드리겠습니다. 침향의 섭취량에 관해서는 각각 침향 관련 제품의 제조업체의 말씀을 따르는 것이 좋을 듯싶습니다.

침향에 어떤 성분들이 있기에 그렇게 유명한 것인가요?

침향나무의 기름 덩어리인 침향에는 정유성분이 많으므로 향기로운 휘발성의 기름인 테레빈유 화합물이나 방향족 화합물로 이루어져 있으며, 물에는 녹지 않고 알코올과 에테르에는 녹게 됩니다. 침향은 수지로서 최고의 한약재로도 아주 귀한 향료로도 쓰입니다.

아직까지 침향에 대한 충분한 연구가 이루어지지 않아 밝혀야 할 부분이 많은 상황으로 계속해서 침향에 대한 연구가 진행되어 추가 연구 자료들이 발표되고 있습니다. 지금까지 알려진 침향에 함유된 다양한 성분 중에는 벤질 아세톤과 p-

메톡시벤질 아세톤, 테르펜 알코올, 이소프린 중합체인 트피노이드와 크로몬 화합물 등의 정유성분과 하이드로시나믹산, p-메톡시 시나믹산 등의 잔류액성분이 있습니다.

침향의 약리적 주요성분으로는 Terpenoid, Cucurbitacin, 알파블레젠, 델타구아이엔, 아가로소피롤(Agarospirol), 진코에레몰(Jinko-eremol), 아가롤, 아가로퓨란, 디하이드로아가로퓨란, 헥사텍카노익산, 식물 스테로이드 성분인 쿠르쿠비타씬, 정유 성분의 Selinene, 베타셀리넨, 베타카료필렌, 망기페린, 인돌, 유황 등을 꼽을 수 있으며, 이렇게 다양한 성분들의 조화가 인체에 유익한 기운을 불어넣어 줍니다.

침향은 자연계에 존재하는 천연물질 중에서 강력한 항균 효능을 가진 것으로 알려져 있으며, 그 추출물은 결핵균을 포함하여 티푸스균, 이질균에 대해서도 강력한 억제효과를 나타내고 있고, 췌장암 등의 항암치료나 전이 예방에도, 류마티즘과 천연두, 복통의 치료제로도의 효과가 밝혀지고 있습니다. 또한, 소화기와 호흡기의 열을 가라앉히는 탁월한 효과로 중국에서는 감기와 소화기 장애 처방약에 적용되기도 한답니다.

최근에는 침향의 신비한 효능과 원인에 대한 관심이 모아지면서 의료계는 물론 한의학계와 한방대학, 향과 케미컬, 식품분야 등의 다양한 분야에서 위에 알려진 침향의 주요 성분 외에도 아직까지 밝혀지지 않은 성분들에 대해 많은 연구가 진행되고 있습니다.

침향에 함유되어 있는 주요 성분들과 그 효능은 어떻게 되나요?

침향은 '침향의 향 만 맡아도 노인의 기력이 회복된다.'는 말이 있을 정도로 우수한 효능이 회자되는 가운데, 많은 국제학회 연구논문들에서 침향의 다양한 치유성분들이 질병 예방 및 치료에 관여하고 있음이 속속 발표되고 있습니다. 하지만 어떤 성분 하나만으로 질병이 치료될 것처럼 과대 포장하여 방송되는 것은 문제가 있으니, 참고를 하는 정도로만 여겨야 합니다.

아래에 침향 함유성분들의 효과에 대한 내용은 침향에 대한 이해를 돕기 위한 참고의 목적으로 현대의학에서 밝혀진 내용들을 묶어 보았습니다.

신장 기능 향상에 도움을 주는 '베타셀리넨'과 '유황'

침향에 함유되어 있는 '베타셀리넨' 성분은 활성산소를 제거하는 효능이 있어서 혈관 속에 있는 노폐물을 제거하여 혈액순환을 원활하게 하고 각종 혈관질환을 예방하기 때문에 신장에 기운을 불어 넣어주어 신장의 염증을 완화하고 개선하는 데 도움을 주는 것으로 밝혀졌으며, 충남대 농업과학 연구소에서 녹차와 침향의 활성산소 비교 실험에서도 침향의 항산화력이 우수한 것으로 나타났습니다.

침향의 '유황' 성분 또한 항균작용을 통해 신장에 염증이 생기는 것을 막아주어 만성 신부전 등의 신장질환 개선에 도움을 주는 것으로 알려졌습니다.

스트레스 해소와 신경 안정에 필요한 '아가로스피롤'과 '진코에레몰'

일상의 업무와 대인관계에서 오는 압박에 코로나 시대를 맞아 답답하고 불안한 마음은 지금까지와는 다른 새로운 환경에 대한 염려로 이어져 쉽사리 잠을 이루기 어려운 요즘입니다. 피곤함은 가중되고 일은 손에 잡히지 않고 두뇌 회전은 삐걱대는 상황에서 마음을 편하게 여유롭게 만들어주는 그 무엇이 있으면 좋겠지요.

침향에 함유되어 있는 '아가로스피롤'과 '진코에레몰' 성분이 신경계의 이완작용이 뛰어나서 신경안정 효과가 탁월하므로 심리적 안정에 도움이 되고, 불면증 해소에도 도움이 되는 것으로 밝혀졌습니다.

암세포 사멸 작용이 있다는 '쿠쿠르비타신'과 '알파블레젠'

1971년 12월 미국의 닉슨 대통령이 암과의 전쟁을 선포한 이래, 암환자는 줄지 않고 오히려 늘어 이제 우리는 인구 3명 중 한 사람이 암환자로인 세상에 살고 있습니다. 침향의 '쿠쿠르비타신' 성분이 암세포 사멸에 도움이 되고, 항바이러스 기능의 '알파불레젠' 성분은 면역력 향상뿐 아니라 각종 질병과 암 예방에 도움을 준다고 하니 참으로 감사할 따름입니다.

혈액순환 개선과 뇌졸중 예방 및 면역력 개선에 도움이 되는 '베타셀리넨'

'베타셀리넨' 성분이 혈압 관련 질환 개선에 도움을 주는 것은 이미 알려진 내용으로 따뜻한 성질의 침향이 혈액순환 촉진과 어혈 제거에도 도움이 되기 때문입니다. 또한 신장병 치료에 침향만한 것이 없다고 하는데, 그 이유로 신장의 염증 완화 및 개선 효과를 나타내는 성분인 '베타셀리넨'을 함유하고 있기 때문으로 들기도 합니다.

뇌와 위 건강 지킴이로 알려진 '델타구아이엔'

'몸이 1000냥이면 눈이 900냥'이라는 말이 있듯이 눈은 뇌로 전달하는 정보의 95%를 차지한다. 눈은 몸 밖으로 노출된 유일한 인체기관으로 하루 종일 깨어 있으면서 미세먼지, 휴대전화, 컴퓨터로부터 엄청난 시달림을 받고 있습니다. 또한 한번 나빠진 시력은 다시 회복되기 어렵고, 나이가 들면 누구나 노안으로부터 자유롭지 못합니다. 프랑스 국제 농업연구기관에서는 침향에 함유되어 있는 '델타구아이엔' 성분이 뇌 신경전달물질의 활성화에 영향을 주어 신경안정과 뇌 진정에 도움을 주며 뇌를 건강하게 하고, 구토 방지와 소화 촉진에도 긍정적 작용을 하며, 눈과 망막세포의 파괴를 억제하므로 노안에도 효과적이라고 합니다.

당뇨병 예방에 도움이 되는 '망기페린'

맛난 것이 너무 많아 먹을 것이 지천인 현실 세계에서 가장 어려운 것이 다이어트가 아닐까 싶습니다. 폭식은 당뇨를 약속하고 있으니 이래저래 고민 많은 세상입니다. 다행히 침향에 함유된 망기페린 성분은 폴리페놀의 일종으로 혈당 조절에 도움을 주어 급격한 혈당 증가를 막아주어 비만에도 좋으며, 혈액 내 콜레스테롤을 감소시켜주고 뇌의 신경세포를 보호해주는 것으로 밝혀졌다고 합니다.

장 건강과 소화기계 질환 개선에 부적절한 '인돌'

장은 인체 면역력의 70%를 좌우하는 중요한 기관으로 대사과정에서 발생하여 장내 독소로 작용하는 냄새 독한 '인돌' 성분 등으로 장의 환경이 악화되는데, 침향이 이러한 성분들의 감소에도 영향을 주어 장 건강과 소화기계에도 도움이 된다고 합니다.

항암, 항세균, 항진균, 항산화 기능 등의 베타카료필렌
(β-caryophyllene)

침향이 암에도 도움을 준다고 하는 이유 중에 베타카료필렌 성분도 있습니다. 베타카료필렌 성분은 대장암과 췌장암 등의 항암에도 탁월한 효능이 있는 것으로 알려져 있으며, 항세균, 항진균, 항산화 기능 등의 효능이 있다고 합니다.

변비와 배변에 도움을 주는 겐콰닌(genkwanin)과 이리플로페논(iriflophenone)

침향의 명현반응으로 간혹 설사를 들기도 합니다. 물론 명현현상으로 인한 반응은 아니겠지만, 침향에 함유된 겐콰닌과 이리플로페논 성분에 대한 일본 기후대학의 하라(Hara) 박사팀과 카키노(Kakino)박사팀의 연구에서 하라 박사팀은 변비에, 카키노 박사팀은 배변에 효과가 있다는 결과를 얻었다고 합니다.

뇌세포의 염증반응을 제어

스트레스나 비정상적인 외부물질이 뇌에 침투하거나 쌓이면 뇌 면역기능을 담당하는 '미세아교세포'가 비특이적 면역반응을 일으켜 중추신경계 질환 및 중추피로 질환의 주요 원인으로 작용하여 신경세포를 죽게 만드는 염증환경을 만들게 됩니다. 이러한 비이상적 면역현상이 지속됨에 따라 뇌의 주요 기능이 저하되기도 하고 나아가 퇴행성 뇌 질환 및 우울장애와 같은 뇌 정신신경병증의 진행을 촉진하게 된다고 합니다. 이러한 뇌의 미세아교세포가 매개하는 뇌 염증성 변화를 억제하는 약리작용 성분이 침향에도 함유되었다고 합니다.

남성 활력 증진과 간 건강, 면역력 증가

침향은 조선 시대 왕들의 원기회복을 위해 침실 머리맡에 두고 먹어왔던 유명한 약재로 남성의 기력 회복과 왕성한 활력뿐 아니라 야뇨증이나 빈뇨증과 간 건강에도 도움을 줍니다. 이렇게 인체에 미치는 다양한 침향 성분들의 조합이 면역력 증가에 도움을 주어 우리를 지켜주게 됩니다.

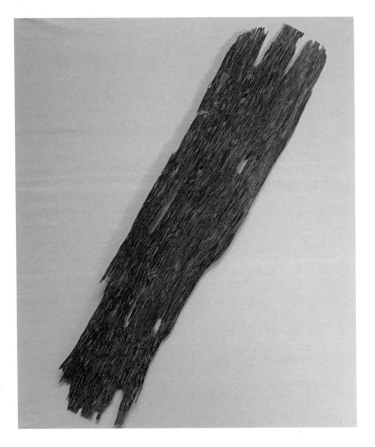

침향칩

우수한 효능에 귀하고 값비싼 침향인데, 왜 시중에서 파는 '침향공진단'은 저렴한가요?

침향의 가치는 '수지 부분이 얼마나 충실하느냐'에 있습니다. 지금 시중에서 판매되고 있는 저가의 침향공진단은 대부분 침향의 수지 함량이 적고 침향나무의 목질이 다량 포함된 것이라 할 수 있습니다.

앞에서 말씀드린 것과 같이 침향이 형성된 침향나무에서 나무의 목질 부분을 제거하고 남은 침향나무의 수지 부분만을 침향이라고는 하지만, 침향나무의 목질 부분을 섬세하게 제거하는 작업이 그리 만만하지 않아서 인체의 근육과 혈관처럼 상당 부분 수지와 목질이 함께 있을 수밖에 없습니다.

우리가 식품이나 한약재로 쓰는 침향도 가급적 수지가 충실한 침향을 사용해야 하는데, 그러기엔 침향의 가격이 너무 높아집니다. 그러다 보니, 유통업자도 제조업자도 상대적으로 수지 부분이 적고 목질 부분이 상당량 함유된 저렴한 침향을 식품원료로 사용하는 경우가 적지 않습니다.

간혹 일부 악덕 상인과 불량 제조업체들이 일반 소비자의 침향에 대한 무지를 이용하여 침향나무의 목질이 대부분인 불량 침향이나 침향나무와 유사한 나무를 침향인 것처럼 유통하기도 한다고 하니 주의해야겠습니다.

참고로 침향 수지가 충실하고 중량이 높아 비싼 대접을 받는 고가의 침향은 그 자체만으로도 훌륭한 상품이 되므로 굳이 이렇게 훌륭한 침향을 부수고 갈아서 분말을 만들어 다른 원료와 섞어서 제품화한다는 것은 매우 어리석은 일입니다. 옛날처럼 왕이 먹는 용도로 무얼 만든다면 모를까, 굳이 훌륭한 침향을 부술 이유는 하나도 없습니다.

일반 한의원이나 한방 병원에서 처방해주는 '침향 공진단'과 광고 매체에서 선전하는 침향공진단이 다른가요?

한의원이나 한방 병원 등에서 취급하는 '침향공진단'은 일반 의약품으로 '약'으로 분류되고, 일반 광고매체에서 선전하고 있는 대부분의 침향 함유 제품은 약이 아닌 '일반 식품'으로 분류되므로 '약'과 '식품'의 차이가 있습니다.

공진단은 청심환과 같이 대표 한방의약품으로 중국 황제에게 보약 처방으로 진상했다는 기록이 전해질 만큼 우리 몸의 근간이 되는 오장육부의 원기를 떠받들어 주는 명약 중의 명약으로 우리에게는 원기가 약할 때에 먹는 보약 개념의 '약'으로 알려져 있습니다.

국내 유일의 의약품 정보 제공 공익기관으로 약에 대한 정보가 담겨 있는 약학정보원의 자료에 '공진단'은 일반의약품으로 구분되어 있습니다. 이는 공진단이 광고가 가능한 약품임을 의미하는 것으로 몇몇 한의원에서는 자신만의 특징 있는 처방으로 '침향공진단'을 선전하기도 합니다. 기본적으로 약사법상 의사의 처방 없이 구입 가능한 '일반의약품'과 '의약외품'에 한해서만 약사나 한의사의 의약품 광고가 가능합니다.

　공진단은 사향의 함유 여부에 따라 원방 공진단과 변방 공진단으로 나뉩니다. 녹용, 당귀, 산수유, 사향 등의 귀한 한약재가 들어가는 원래 그대로의 공진단 처방을 '원방 공진단'이라고 부르는 데 반해, 녹용, 당귀, 산수유는 그냥 두고 사향 대신에 침향, 목향, 홍삼, 인삼 등의 다른 한약재를 처방한 공진단을 원래의 처방에 변화를 주었다는 의미로 '변방 공진단'이라고 분류하고 있습니다. 따라서 사향 대신에 침향이 들어가면 '침향공진단', 사향 대신에 목향이 들어가면 '목향공진단'으로 부르게 됩니다. 우리가 광고매체를 통해 듣고 있는 대부분의 침향 함유 제품들은 약이 아닌 식품으로 분류되어 있습니다. 우리나라는 식품위생법상에 약품이 아닌 식품에 대해서는 약효나 효능에 대한 문구를 쓸 수 없을 뿐 아니라 제품명으로 '약' 이름이 들어가서는 안 됩니다. 따라서 식품회사에서 약품인 '침향공진단'이라는 명칭을 쓸 수가 없다 보니, '침향공진단'과 어감이 유사하게 하여 제품명을 짓고 있습니다.

대표적인 예로 침향공진원, OO침향원, OO침향환, OO침향단, OO침향 공본단 등을 들 수 있으나, 이런 제품들은 '약'과 같은 느낌이 들도록 이름을 지은 '침향공진단' 유사 식품이나 유사 건강식품 등으로 표시사항을 살펴보면, 제품의 유형에 식품 유형으로 '기타 가공품'이나 '당류 가공품'으로 표기되어 있는 것을 어렵지 않게 확인할 수 있습니다. 이런 식품들의 광고에 허준의 『동의보감』이나 이시진의 『본초강목』 등의 한의서가 등장하는 이유도 결국은 효능 효과를 말할 수 없다 보니 간접적으로 약처럼 보이도록 하려고 하는 의도가 숨어 있는 것입니다.

다시 간단히 말씀드리면, 침향제품뿐 아니라 효과가 훌륭하다고 광고하는 건강식품이나 일반식품이 약국이나 한의원이 아닌 곳에서 판매하고 있다면 그것은 대부분 '식품'이며, 한의원이나 한방 병원에서 처방 제조해주는 침향 제품 등은 '약'의 개념으로 생각하면 쉽습니다.

참고로, 일반의약품은 전문지식 없이 사용하여도 안전성과 유효성을 기대할 수 있지만, 오용·남용될 우려와 인체에 미치는 부작용이 비교적 적은 의약품을 말하며, 의약외품은 인체에 대한 작용이 경미한 약품. 구취(口臭)·체취(體臭)·탈모의 방지, 양모(養毛)와 염모(染毛), 파리·모기 등의 구제 따위에 쓰는 것을 말합니다.

약품과 식품은 판매하는 곳의 차이만 있는 건지, 한약재와 식원료와의 차이는 무엇인가요?

대부분의 한약재가 식물로서 식품 원료와 한약재가 같은 취급을 받기도 하고 있지만, 같은 식물이라 하더라고 한방제품에 사용되는 원료인 한의약재와 식품의 원료로 사용되는 식품 원료의 규격 및 조건에도 차이가 있습니다.

최근 건강에 대한 관심이 높아지면서 TV 프로그램 등 방송매체에서 효과가 있다고 선전하는 식품들이 우후죽순 격으로 쏟아지고 있습니다. 이렇게 광고를 하며 인터넷에서나 홈쇼핑, 대형마트, 식품판매점, 시장, 음식점 등에서 판매를 하고 있는 대부분의 식품이나 건강식품들은 식품용 원료를 사용하여 만든 '식품'으로 식품의 원료는 일부 품질검사만을 받아 판매하게 됩니다.

이에 비해 한약재는 한의사가 직접 처방 및 조제하는 한약의 재료를 말하는 것으로, 약물의 특성과 효능을 이용해 질병의 치료와 예방을 목적으로 사용되는 의약품의 원료입니다. 한약재는 식품의약품안전처의 안전기준에 따라 육안으로 약재의 상태를 살피는 관능검사, 유해물질검사(잔류이산화황, 잔류농약, 중금속, 곰팡이독소), 유효성분 정밀검사(확인시험, 순도시험 등)을 3단계 시험을 모두 통과해야만 안전한 한약규격품으로 인증되어 한의원·한방병원 등에서 사용될 수 있습니다.

표시 사항을 보아도 농산물 판매물품 포장지에는 물품명, 용량, 생산자 표기 등 간단한 문구가 있는 것에 비해 의약품으로 분류된 한약규격품은 제조자 또는 공급자, 제조번호 및 일자, 사용 기한, 규격품 문구, 검사기관 및 검사년월일 등이 표시되어 있습니다. 또한, 보다 엄격한 관리하에 유통되어 한의사·약사·한약사·한약업사의 처방 및 조제를 통해서만 탕이나 분말, 환의 형태로 이용할 수 있습니다.

이러한 과정을 거치는 한약규격품을 일반 시중에서는 구입할 수 없습니다. 따라서 시중에서 구입한 일반 식품을 한약규격품으로 오인하여 구입하거나 복용하지 않도록 유의해야 합니다.

이를테면, 삼계탕에 들어가는 인삼이나 황기는 식당에서나 가정에서나 누구나 식재료로 사용할 수 있는 단순한 식품이지만, 한의원에서 사용하는 인삼과 황기는 좀 더 까다로운 안전성 검사를 거친 한약규격품으로 일반 소비자가 구입할 수 없습니다.

침향 섭취 시에 주의해야 할 점이 있는지요?

무엇보다 제품의 안전성과 안정성에 유의하시어, 과용하지 마시고 정해진 양만 섭취하도록 하시기 바랍니다. 식품으로서의 침향은 제품마다 성상과 함량이 다르므로 제조사의 주의사항을 잘 살펴보시고, 한약재로의 침향은 병증과 체질에 따라 처방이 달라지므로 한의사 등 전문가의 지시에 따르시는 것이 좋습니다.

원물 침향이나 침향분말 등을 직접 섭취하려 할 경우에는 반드시 식약처에서 안전성을 인정한 정식 수입품인지 반드시 확인해 보시기 바랍니다. 보따리상을 통해 들여오는 밀수 침향은 유해균이나 바이러스 등으로부터 자유로울 수 없으며, 인체에 해가 되는 농약이나 화학물질 등이 묻어 있을 수 있으므로 주의하셔야 합니다.

침향이 함유된 식품이나 건강식품의 경우는 유효 기간과 부작용에 대한 내용들을 등을 꼼꼼히 확인하고, 반드시 정해진 양만 섭취하시기 바랍니다. 한꺼번에 너무 많은 침향을 섭취할 경우 두통이나 복통, 설사를 유발할 수 있습니다. 침향이 아무리 좋다고 해도 과용은 도리어 해가 됩니다.

한의원에서 침향을 처방한 한약의 경우는 환자 개개인의 체질이나 건강 상태, 질병의 경중에 따라 처방된 것이기에 한의사에게 충분한 설명을 들으신 후에 복용하시는 것이 좋겠지요.

침향을 먹는 방법이 따로 있나요?

침향이라고 해서 다른 식품들과 섭취하는 방법이 다른 것은 별로 없습니다만, 침향의 성질이 예민한 관계로 1일 섭취 용량이 극소량입니다. 드시는 침향 함유 제품에 기재된 섭취량과 섭취 방법을 지키도록 합니다.

침향을 섭취하는 방법에는 시중에서 판매되는 침향환이나 침향단 등의 환제품과 침향을 가루 내어 판매하는 침향 분말 제품이 일반적인 방법입니다. 시중에 침향제품을 제조 판매하는 회사가 많다보니 침향 제품도 많고, 자연히 회사 제품별로 함량도 천차만별입니다. 침향 함유 제품을 구입하여 드실 때에는 제품의 유효 기간과 성분 표시 란의 함량, 섭취 방법 등을 잘 살펴보고 드시기 바랍니다.

침향 분말을 드실 경우에는 가급적 미온수에 타서 드시기 바랍니다. 개인적인 이유로 그냥 드시기 어려운 분들은 음료에 섞어 드셔도 문제가 되지는 않습니다.

침향의 효과를 제대로 보려 한다면 침향분말을 혀 밑에 넣고 생성되는 침으로 삼키는 것이 훌륭한 방법이라고 합니다. 침향분말을 혀 밑에 넣으면 가만히 있어도 서서히 침이 고여서 침으로 넘기기에 충분한 양이 됩니다. 이때에 기 수련하는 사람들의 경우는 기순환을 시키기도 하고, 세 번으로 나누어 조금씩 목넘김을 한다고 합니다.

기호나 편의성에 따라 침향을 차나 술의 형태로 만들어 먹는 사람들도 있습니다. 차로 마시는 침향차나 술로 먹는 침향주도 1일 섭취량을 넘지 않도록 주의하시고, 특히 침향주로 드시는 경우에는 다른 방법에 비해 흡수도가 빠르므로 섭취 용량에 특히 신경을 쓰는 것이 좋습니다.

아무리 좋은 식품도 쌓아두어서 좋을 것은 없습니다. 침향뿐 아니라 그 어떤 식품이나 건강식품류를 드시는 경우에도 자신에 맞는 제품을 잘 선정하여 구매하고, 구매하였으면 꾸준히 드시도록 합니다.

침향을 먹어도 안전한 건지, 침향 섭취 부작용과 그 해결 방법이 있는지요?

침향이라는 같은 이름을 쓰고 있지만, 침향을 수출하는 국가의 침향나무 수종과 침향의 수지 함량에 따라 품질의 내용과 가격에서 엄청난 차이가 있을 수 있습니다. 하지만 정상적인 수입 절차에 의해 수입된 것이라면, 침향의 섭취량만 잘 지켜주면 크게 위험한 것은 없습니다. 간혹, 수지 함량이 우수한 침향의 경우에는 설사를 동반할 수 있으니 유의하도록 합니다.

최근 들어 침향의 수요가 늘면서 침향의 수입이 점차 늘어가는 추세로, 침향 수입 라인이 다변화되면서 침향을 수출하는 국가별로 침향나무의 수종이 다르기도 하여 그에 따라 기능도 조금씩 다를 수 있습니다. 하지만, 정식 수입된 침향이라면 여러 안전검사를 하여 통관된 안전한 침향이므로 그리 걱정할 필요는 없습니다.

침향이 자연의 산물이다 보니 다 같아 보이는 침향이라도 침향의 수지와 목질의 함량에도 차이가 있습니다. 만약에 목질이 대부분인 침향을 먹는다면 아무 효과가 없는 침향나무를 먹는 것과 별반 다를 것이 없습니다.

원물 상태의 침향이라면 그나마 앞에서 익힌 방법들로 어렵사리 구분을 해볼 수 있겠지만, 공진단 등의 제품 내용물로 침향이 들어간 상태이거나 가루 상태의 침향분말이라면 이야기가 달라집니다. 이 경우에 소비자들이 제품에 함유된 침향의 좋고 나쁨이나 수지의 함량을 알 수는 방법은 없습니다. 따라서 각자 신뢰하는 업체의 침향 제품이나 침향을 드시는 것이 좋습니다.

부작용으로는 너무 많은 양을 한꺼번에 섭취할 경우에 발생하는 설사나 복통을 꼽는 정도라고 합니다. 정상 수입된 침향이라면 섭취함에 있어 특별히 조심해야 할 것은 없겠으나, 다른 약이나 건강식품들과 마찬가지로 적정 섭취량을 지키는 것은 중요해보입니다. 간혹 수지 함량이 높아 기능이 뛰어난 침향분말은 귀이개 정도의 양을 먹고도 급성설사를 하는 경우도 있었다고 하니 주의를 요합니다.

한방적 개념으로는 자신의 체질을 고려하여 먹는 것이 좋은 방법으로 열이 많은 소양인 체질보다는 소음인 체질에 사용하는 것이 좋다고 하니, 체질상 몸에 열이 많은 사람의 경우는 침향이 자신의 몸에 맞지 않는다 싶으면 섭취를 중단하고 한의사나 전문가와 상담하는 것도 한 방법입니다.

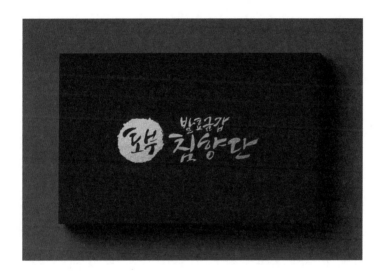

침향을 식용으로 사용한 옛날 기록이나 다른 내용도 있는지요?

조선 후기(1835년경)에 서유구가 펴낸 농업 및 농촌경제 정책서인 『임원경제지』의 정조지(鼎俎志)에 '침향숙수방'이 실려 있습니다. 『임원경제지』의 8번째 지(志)인 정조지(鼎俎志)에는 솥과 도마로 대표되는 음식의 조리법과 재료의 효능에 관한 기록이 담겨져 있습니다.

『임원경제지』 113권 중 8번째 지(志)인 정조지(鼎俎志)에는 솥과 도마로 대표되는 음식의 재료와 조리법의 효능 및 금기에 대한 과학적인 내용이 매우 체계적으로 기록되어 있어 당시의 음식 문화를 엿볼 수 있습니다.

침향숙수방(沈香熟水方)은 정조지(鼎俎志) 권 제3, 음청지류(飮淸之類) 5, 숙수(熟水, 달인 음료) 편의 5번째에 '침향숙수 만들기'인 침향숙수방이 있습니다.

침향숙수방의 조리법은 '깨끗한 기와(질그릇) 한 조각을 화롯불(아궁이)에 넣고 달구어 평평한 땅 위에 놓고, 그 기와 조각 위에 작은 침향 한 조각을 올려놓고 구운 다음에 병으로 덮어서 침향의 향기를 병 속에 모은다. 향기가 다 빠져 나오면 끓는 물을 병 속에 빠르게 부어 밀봉한다.' 라고 기록되어 있습니다. 『임원경제지』의 침향숙수방은 중국 원나라 가정요리 백서인 『거가필용(居家必用)』에서 발췌한 것으로 침향을 약한 불기운에 타지 않게 말리는 한약법제 배건(焙乾)방법의 개념을 적용한 것으로 보입니다. 침향숙수방의 내용을 보면, 음식을 할 때마다 매번 침향의 향기를 모아 사용하기가 쉽지 않은 관계로 한번 만들 때에 어느 정도 여유 있게 만들어서 침향의 향기와 효험 있는 성분들이 날아가지 않도록 잘 보존하였다가 그때그때 사용하려고 하지 않았나 싶습니다.

침향 정향을 피우면 아름다운 모습으로 춤을 추며 폭포수처럼 아래로 흐르는 하얀 침향의 향연(香煙)이 참 아름답습니다. 한번은 오묘한 침향 향기의 맛은 어떨까 궁금하여 미온수를 담은 움푹한 컵 위에 구멍을 뚫은 운모판을 올려놓고, 그 위에서 침향 정향을 피워 컵 안으로 침향의 향기가 충분히 고여서 물에 배도록 하여 침향수를 만들어 본 적이 있었습니다. 이렇게 만들어진 일명 '정향연 침향수'는 훈연으로 인한 살짝 거친 화건 냄새가 나기는 하였지만, 찻물에서 약간의 단맛과 침향의 향기를 느낄 수 있었습니다. '정향연 침향수'와 『임원경제지』의 침향숙수방을 비교해보면, 침향 향기의 맛을 보는 방법으로는 침향 정향을 만들기 위해 다른 부원료가 첨가되어 침향 본연의 향기가 퇴색된 '정향연 침향수'보다 순수한 침향의 향기가 모아진 『임원경제지』의 침향숙수방이 훨씬 더 나을 것 같습니다. 옛날에도 침향의 향기를 음식에, 약용으로 슬기롭게 사용하였다는 것이 새삼 놀랍기만 합니다.

일본 후지TV 스페셜드라마로 방송된, 대사관에 근무하는 관저 요리사와 식탁외교라는 주제의 만화, '대사 각하의 요리사'에서도 침향을 음식 조리에 사용한 내용이 나옵니다. '대사 각하의 요리사'에서는 눈이 불편한 로안의원의 딸을 위해 특별히 침향을 태운 침향 향기로 생선을 훈제하여 비리지 않는 수프를 만들어 주는 침향 훈연 요리법이 등장합니다. 침향 훈연 생선요리가 눈이 불편하여 밝은 세상을 볼 수 없어 웃음마저 잃은 한 소녀에게 감동을 주었다는 내용으로 '거짓 없는 진실된 애정만이 위대한 요리를 낳는다.'는 대사가 감동적이었다고 합니다. 아마도 어떻게든 도움을 주려는 마음이 최고의 영물인 침향을 사용하려는 생각으로 이어졌고, 그 결과 소녀가 활짝 웃을 수 있었다는 의미가 아닌가 싶습니다. 실제 요리의 맛을 알 수는 없지만, 만화의 구성으로 보아 몸이 불편한 사람에게 애정 어린 훌륭한 맛을 선사하고 더불어 치유의 효과까지 기대하며 침향을 사용하지 않았을까 미루어 짐작해 봅니다.

침향에 대한 『임원경제지』와 '대사 각하의 요리사'의 내용이 간단한 하지만, 침향이 음식에도 적용되어 왔다는 것을 알 수 있는 대목입니다. 침향은 역하거나 거친 내음을 잡아주어 맛을 정화시켜주는 조미료 역할은 물론, 자신의 고유향을 음식에 입혀 독특한 요리로 승화시켜주는 특제 향신료로서의 기능이 있다고 할 수 있을 것입니다.

: 공예 속 침향

자연으로 빚은 우아한 자태
세월이 만들어 낸 정교한 숨길
태양의 정기를 담은 에너지 체
땅의 지기를 받은 성숙한 몸
그 누가 감히 침향의 가치를 논하랴

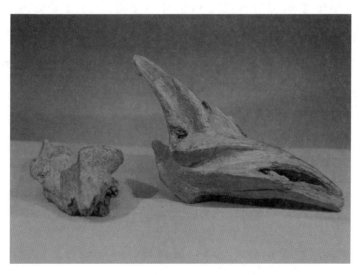

자연 그대로의 침향 공예품

일반적인 나무들에서 간혹 간혹 보이는 '나무 혹'과 같은 경우는 나무와 구분되는 나무의 한부분으로 나무와 뚜렷하게 구분되는 자신만의 영역을 갖추고 있습니다. 침향의 경우도 침향나무의 수지가 물관을 타고 흐르다가 어느 한 부분에 뭉쳐져서 이루어진 것으로 나무의 한 부분임은 동일하게 볼 수 있지만, 일반 나무와 달리 서로의 영역을 구분하기가 어렵습니다. 침향나무 침향은 일반적인 나무의 구조와는 달리 목질과 수지가 뒤엉킨 구조로, 마치 인체의 근육과 혈관이 서로 섞여 하나의 몸을 형성하고 있는 것과 같아서 자신의 영역을 구분하기가 쉽지 않기 때문입니다.

오랜 세월 동안 침향이 형성되어가는 과정에서 다양한 자연 환경 변수들로 인하여 침향나무의 목질과 수지 부분인 침향이 자연스럽게 뭉쳐져서 제각각의 모양을 갖추다 보니, 그 조화가 오묘하고 이루 형언할 수 없을 정도로 아름답기까지 하여 자연 공예품으로서의 가치를 인정받게 되었습니다.

침향나무의 수종에 따라서도, 침향이 형성된 시기에 따라서도, 침향나무의 어느 부분에 침향이 형성되었느냐에 따라서도, 침향나무의 나이에 따라서도, 침향이 발견되기까지 어떤 환경에 있었는지에 따라서도, 그 외에 더 다양한 변수들로 침향의 색상과 결, 생김새와 향기까지도 어느 하나도 같을 수가 없으며 하나하나마다 자신만의 멋지고 독특한 모습을 하게 됩니다.

이렇게 형성된 인위적이지 않은 자연 상태 그대로의 침향은, 침향 자체에서 품어져 나오는 기운으로 인해 굳이 무엇에 쓰려 하지 않고 그저 지니고 있는 것만으로 공간의 에너지를 이롭게 만들어주므로 존재 자체만으로도 훌륭하다 할 수 있을 것입니다. 이에 더해 사람으로서는 도저히 따라갈 수 없는 천연의 날것이 주는 자연스러움이 어우러져서 더욱 멋있고 훌륭한 예술품과 공예품으로서의 가치도 부여받게 됩니다.

좋은 기운이 흐르는 영물로서의 침향은 나쁜 기운인 사기(邪氣)를 물리치고 몸에 양기를 끌어올려주며 각종 병증의 치유를 돕고 피로를 풀어준다고 하여 침향을 사용하려는 사람의 취향과 목적에 따라 옛날부터 다양한 형태로도 가공되어 몸에 지니기도 하고 가까이 두기도 하였으며 천연 예술품으로도 인정받아 왔었습니다.

침향나무에서 목질을 제거하여 순도 높은 침향을 구하는 과정에서 침향이 목질 부분이 제거되면서 자연적으로 기묘한 형태를 갖추게 되어 그 자체로 이미 침향은 훌륭한 천연 예술품이 됩니다. 이러한 천연 예술품인 침향을 그 자체로 보관하기도 하지만, 이를 가공하기도 하여 다양한 목적으로 사용하기도 합니다. 덩치가 큰 침향으로 불상을 만들기도 하는가 하면, 조그만 침향은 실내 장식품으로 사용하기도 하였으며, 조각 침향은 염주나 묵주, 목걸이나 귀걸이 등으로 만들어 몸에서 지니기도 하였고, 아끼는 물건을 돋보이게 하기 위한 장식품으로도 사용하기도 하였습니다.

　예나 지금이나 수요에 비해 공급 물량이 턱없이 부족했던 침향인지라 귀족들조차도 사용하기가 쉽지 않았던, 그래서 왕실의 전유물이 되다시피 하여온 귀한 침향이었기에 최고의 영물로 대접을 받아왔으며, 이렇게 귀한 침향으로 빚어진 침향 자연품이나 공예품 역시 그 가치를 인정하지 않을 수 없는 상황이라 할 수 있습니다.

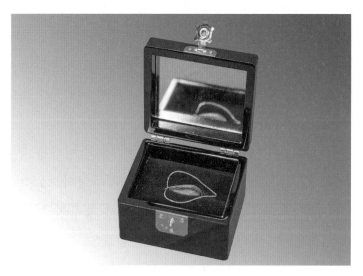

침향 공예품

제4장

세 계

: 침향 향기의 세계와 토부 침향

하늘향기 '침향'
신비로운 향 문화 체험,
나만의 천년향기 침향 속으로
침향, 향기로운 삶의 길을 열어주다.

최상의 향기는 마음의 향기이다
나름 의식으로 마음 맑히는 향을 사르자

향을 싼 종이에서는 향내가 난다
삶이 무엇을 끌어안는가가 그만큼 중요하다

바른 침향은 오묘하고 심오하며 겸손하기도 하다
품향은 마음을 안정시키고 자신과 소통하는 과정이다

냄새를 지배하는 자가 사람의 마음을 지배할 수도 있다

침향의 천년향기는 고요한 마음으로의 동무가 되어 줍니다.
천년향기와 고요한 마음의 여행을 즐겨보세요.

향기의 세상 속에 침향의 세계는 어떤 건가요?

다양한 향기의 세상 속에서 오랜 세월 동안 침향은 자신만의 절대 영역을 만들고 자신의 세계를 굳건히 지켜왔습니다. 침향은 왕이나 황제만이 누릴 수 있는 절대 권력자들의 영물로, 절대자의 향기로서 자리매김하며 자신이 지니고 있는 최고의 가치와 오묘한 천상향기로 자신의 세계를 구축하여 오다가 지금에 이르러 귀족들의 향도문화로 안착을 한 듯 보입니다.

향기의 세상이 있으려면 다양한 향기가 존재해야 하고, 그 각각의 향기를 구분하고 감별해내는 정보처리 기관이 있어야 하는데, 동물의 감각기관 중에는 후각기관이 그 역할을 합니다. 일반적으로 우리가 아는 후각기관으로 냄새를 맡는 코만을 생각하고 있지만, 여기에는 상당한 오류가 있습니다.

후각기관은 향기를 하나하나를 섬세히 구분하고 분별하여 기억해야 하기에 상당히 예민하게 발달해야 합니다. 1차적으로 외부 향기와 반응하여 세포 기능에 변화를 일으키는 후각수용체가 상당히 중요한 부분으로 사람의 경우에는 코뿐만 아니라 피부, 근육, 폐, 전립샘 등에 무려 400여 개의 후각수용체가 있으며, 이러한 후각수용체를 암호화하는 유전자는 인체 유전자의 무려 3%에 달합니다.

신호를 전달하는 화학감각에도 밀접하게 관여하여 '화학

수용체(chemoreceptor)'라고도 불리는 후각수용체(olfactory receptor)의 후각기관은 맛이라고 느끼는 감각의 90%마저도 구별해 내며 우리에게 향기의 세상을 알려주었습니다.

이렇게 인간의 삶에 상당히 중요한 부분이 되어버린 향기의 세상에서 각각의 향기는 인체의 감정과 기억을 관장하는 변연계에 닿아 좋고 나쁨, 호감과 비호감의 감정으로도 구분되며 저마다 특성으로 향기의 세계를 구축하게 됩니다.

이렇게 이루어진 향기의 세계는 어쩌면 각각의 향기가 스스로 자신의 영역을 만들어 간 것이라고 하기보다 사람들에 의해 구분되어졌다는 표현이 더 어울릴 것입니다. 하지만 침향의 세계는 침향의 향기가 '오묘하다'고 표현한 것만으로도 다른 향기의 세계와 비교를 거부하는, 차원이 다른 세계를 구축하고 있습니다. 그 이유를 오묘(奧妙)하다는 말의 한자어에서 찾아볼 수 있는데, 기이하거나 특별히 생기거나 보통을 초월하는 일체를 지칭하는 한자어 묘(妙)에 깊을 '오'가 붙어 오묘(奧妙)가 되면, 어떤 물체에서의 묘함을 떠나 뜻이나 생각이 아주 깊이 숨어 있는 이치의 의미를 담게 되기 때문입니다.

침향의 향기는 사람 사는 세상에는 없는, 하늘의 향기라는 의미로 '천상의 향기'라고도 불리며 절대자의 향기로서 자리매김하여 왔습니다. 침향은 자신이 지니고 있는 최고의 가치와 오묘한 천상향기로 자신의 세계를 구축하여 오다가 귀족들의 향도문화를 이끌어 내었습니다.

이렇듯 침향의 향기는 오랜 세월 동안 세상과 함께하면서 오묘한 향기로 주변에 긍정적 에너지를 고루 나눠주고, 소유자나 자신의 품격을 스스로 높여가며 자신의 세계를 인정받아 왔습니다.

기운을 향기로 발산하며 영약으로도, 최고의 향으로도 인정받으며 사기나 악기까지 막아주는 영물로서의 침향, 그리고 침향 향기의 세계는 가히 오묘하다 할 수 있을 것입니다.

보기 싫은 것이 있으면 눈을 감으면 되고, 듣기 싫은 것이 있으면 귀를 막으면 되지만, 호흡은 참으려 해도 참을 수 없습니다. 따라서 한 공간에서 함께 있다 보면 어쩔 수 없이 상대의 향기를 맡게 됩니다. 이때에 우리의 기억 저편에 저장되어 있는 향기의 호감도가 작동하게 되어 향기로서 상대를 판단하게 됩니다. 이러한 이유로 '냄새를 지배하는 자가 사람의 마음을 지배하게 된다.'는 말에 새삼 고개가 끄덕여집니다.

우리는 어렴풋이 귀족들 향놀이 문화인 향도의 중심에 침향 향기의 세계가 있다고 생각하고 했습니다. 과연, 그렇게만 침향 향기의 세계를 치부할 수 있을는지요? 침향 향기의 세계는 어느 특정인에게만 열려있는 것이 아니라 자신을 정화하고, 주변을 사랑하며, 긍정의 에너지를 공유하려는 우리 모두의 문화, 서로 함께 할 수 있는 'Culture'인 것입니다.

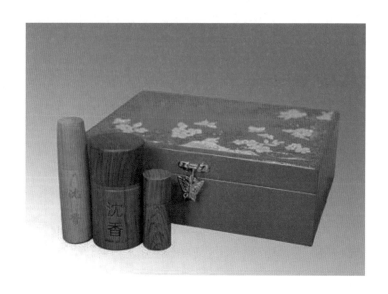

천년향기 침향이 우리의 정신세계에는 어떤 의미로 적용되는지요?

단순히 향을 말는 행위로서의 침향의 향이라면 여타의 좋은 향기에 비해 뭐가 그리 대단하다 할 수 있을까요? 오랜 세월 동안 침향이 최고의 향기라 인정을 받고 오는 데에는 아마도 다른 향과 차별화되는 다양한 모습이 있기 때문일 것입니다.

침향은 뇌 기능을 향상시키고, 신경계통을 진정시키는 능력을 발휘하는가 하면, 스스로를 태우며 품어내는 향연으로 고독의 동반자 역할도, 우리의 의지를 창조주께 전달해주는 역할도 마다않고 있습니다.

침향의 향기는 마음의 평온을 찾기 위함부터 지혜와 깨달음을 얻기 위한 다양한 목적으로도, 생각에 집중하고 마음을 훈련하여 자신의 내면을 객관적으로 바라보려 할 때도, 잠재의식의 잠금을 해제하고 생명력이나 기의 균형을 맞추려는 명상 수행에도 순간순간 긴요하게 적용됩니다.

침향의 정신적 반응 메커니즘은 마음과 정신을 진정시키는 작용을 하므로 깨달음이나 영적 여행을 위한 필수 도구가 되기도 합니다. 부정적 에너지와 피로하고 탁한 기운을 배출하여 마음과 몸을 새롭게 하려 함에도, 인과의 이치에 따라 스스로를 다스리려 함에도, 초월자와 이어주는 통로로도, 불안감을 해소하고 악령을 몰아내어 신성한 삶을 추구하려는 의식에도 적용되고 있답니다.

천상의 향기 침향, 침향의 삶을 과연 어떠한 삶이라 표현할 수 있을까요?

침향을 바라보는 시선이 각기 다르기에 침향의 삶을 한마디로 단정 짓기는 쉽지 않습니다. 하지만 세월의 흐름에도 변함없이 침향의 가치가 인정받고 있기에, 어쩌면 침향의 삶을 이러한 다양한 시선을 아우르는 포용의 삶이 아닐까도 생각해 봅니다.

침향의 삶은 참으로 오랜 세월 동안을 비, 바람과 더위 속에서 견디고 또 견디며 온갖 병충해로부터 악착같이 버텨온 '인고의 삶'이라 할 수 있으며, 침향나무가 죽어 목질이 흩어지고 썩어도 포기하지 않고 서서히 더디게 수지를 숙성시켜서 기어코 귀하디귀한 침향으로 빚어내는 '은근과 끈기의 삶'이라 할 수 있습니다.

이러한 침향이 인연이 되는 사람에게 이르러서는 오랜 시공을 두고 갈고닦아 고이 간직해 온 천상의 향기를 아낌없이 내놓니 '순수의 삶'이라 할 수 있겠으며, 병들어 힘든 사람을 살릴 수도 있는 영약이니 '치유의 삶'이 되기도 하겠고, 딱히 누구를 위한 것도 아니기에 어느 날 우연히 만나는 사람에게는 로또 같은 '희망의 삶'이 되지 않을런지요.

세월의 흐름에도 변함없이 가치를 인정받고 있는 침향! 숱한 시선의 부담을 한몸으로 받고 이를 더 다양한 표현으로 화답하고 아우르는 침향의 삶이야말로 진솔한 '포용의 삶'이 아닐까도 생각해 봅니다.

예사스럽지 않은 침향이니, 특별히 표현하는 말도 있지 않을까요?

침향은 향기 중에서 지구상에서 유일하게 '기를 발산하는 향'

이라고도 하며, 침향이 지닌 다양한 기능과 역할로 인해 침향을 '궁극의 에너지 체'라고도 부릅니다.

침향나무에서 침향 수지가 형성되는 것도 쉽지 않지만, 형성된 침향 수지가 침착되어 응축되기까지의 과정도 그리 만만하지 않습니다. 외부적인 환경 스트레스와 내부적인 치유 스트레스가 복합된 숱한 시련과 인고의 세월을 보내며 오랫동안 숙성되며 기를 비축하다가, 어느 날 귀한 인연이 닿아야만 비로소 천년의 향기를 품은 침향으로 거듭나게 되는 것입니다.

세월의 기억이 담긴 천년 침향은 다양한 기능과 능력, 효험을 보이면서 고대부터 지금에 이르기까지 귀하게 쓰임을 받으며 상황에 맞게 다양한 호칭으로 불리기도 하였습니다.

침향은 『동의보감』, 『본초강목』뿐 아니라 중국의 『중약대사전』을 비롯한 숱한 약전에서 지구상에 존재하는 최고의 약재로 효험을 인정받아 '침향으로 못 고칠 병이 없다.'라는 표현까지 서슴지 않습니다. 또한, 향기로서의 침향은 향기 중에 유일하게 '기를 발산하는 향'으로 지구상에는 없는 향기이라고 하여 '천상의 향기'라고 불리기도 하는가 하면, 부드럽고 그윽하며 매력적이면서도 깊은 향기라 하기도 하고, 고요한 새벽 시간에 나를 깨우고 하루를 여는 향기라고 부르기도 합니다.

음용하는 차로서 침향차를 마실 경우에는 오묘하고 은은

한 천상의 향에 다양한 효능의 부드러운 맛까지 느낄 수 있다고 하여 '더 이상 없는 차, 마지막 차'라고 불리기도 하였습니다.

이 외에도 침향을 일컫는 수식어가 참으로 많은데, 그중 침향을 표현하는 대표적인 것으로 침향을 '궁극의 에너지 체'라고 부르는 것입니다.

불을 붙이면 화들짝 놀랄 정도로 검은 그을음을 흩뿌리며 맹렬히 타들어가는 송진처럼 수지 덩어리인 침향 역시 불을 사르자마자 송진과 같이 화르륵 타들어갑니다. 하지만 침향이 송진과 근본적으로 다른 점은 바로 불을 끄고 난 후부터입니다. 송진은 불에 타서 존재 자체가 소멸되는 것이라면, 침향은 불이 꺼지고 나서야 비로소 오랜 세월 동안 응축된 기운이 '천년의 향기'로 변하며 본연의 모습을 드러내게 됩니다.

이처럼 자신을 사한 후에야 새로운 에너지로 재탄생하는 침향을 표현하는 말로 가장 잘 어울리는 것은 무엇일까요? 더 이상 갈 곳 없는 마지막 단계에 도달하여야만 비로소 진리의 가장 오묘(奧妙)하고 깊은 경지에 이르는 단어 '궁극', 그리고 여기에 살아 움직이는 기운의 개념을 더한다면 침향을 부르는 가장 적합한 표현이 되겠지요. 이렇게 하여 탄생된 침향의 멋진 표현이 바로 '침향은 궁극의 에너지 체'입니다.

토부침향은 무얼 말하는 것인가요?

수백 년 이상의 긴 세월을 거쳐 생성되는 양질의 침향은 신비의 영약이고, 진귀한 보물이며, 천산의 향기이자, 불후의 명품입니다. 향기로운 삶의 길을 열어주는 천상의 향기를 품은 좋은 침향을 만나기 위해서는 현명한 판단과 좋은 인연이 있어야 합니다.

오랜 세월 사랑을 이어가는 침향에 대한 많은 설들이 있는 가운데 각자의 위치에서 바른 침향에 대한 진실 규명을 위해 날선 공방도 마다치 않는가 하면, 안정적인 공급을 위해서도 여러 사람들이 노력을 해오고 있으며, 한편에선 박물관을 개관하여 침향문화 보급에 디딤돌 역할을 하면서 사회 환원 차원의 침향 정신을 실천하려는 곳도 있습니다.

그러한 노력으로 인하여 이제는 굳이 행운이나 인연을 들먹이지 않아도, 사회 특수계층이나 종교적 차원의 접근이 아니더라도 일상에서 누구나 여유롭게 침향을 즐길 수 있는 여건이 만들어지고 있습니다. 이렇듯 좋은 환경이 형성된 우리에게는 누구나 어렵지 않게 누릴 수 있는 침향 문화가 되었지만, 과거 우리 선조들의 경우에는 왕조차 쉽게 구할 수 없는 귀하디귀한 고가의 영물 침향으로 나름의 문화를 즐긴다는 것이 어쩌면 꿈의 문화였을 것입니다. 자신들이 즐길 수 없었던 여유로움을 어떻게 하여서든 후손들에는 남겨주어야겠다는 선조들의 생각이, 그 정신이 천년 후손을 위한 매향 문화로 이어졌던 것이 아닐까 합니다.

이러한 선조들의 배려와 천년 숙성 명약으로 거듭난 침향의 생이 우리 마음에 함께하여 삶을 더욱 풍요롭게 하고 미래에 대한 조그만 희망으로 남길 바라는 마음을 공유하였으면 합니다.

우리의 마음을 하나로 담을 캐치프레이즈(catchphrase)로 '토부'를 생각해보았습니다.

하늘 향기 침향이 약으로도, 식품으로도, 향으로도, 천연 공예품 등으로도 여러 다양한 모습으로 우리 모두에게 이로움을 주고 있으니 '어찌 좋지 않을까' 하는 마음을 담고, 천년의 세월 동안 흙속에서 땅의 정기인 지기(地氣)를 축적하며 서서히 최고의 영약으로 숙성되어 지금 우리 곁에 이른 침향을 잘 표현하는 단어로 '토부'를 선택했습니다.

'토부'에는 히브리어 'טוב(토부) '심히 좋았더라.'와 『동의보감』에서의 토부(土部) '약으로 쓰는 흙'이란 의미가 담겨 있습니다.

스스로에 감사하며 자아를 찾아가는 나만의 의식을 즐기면서 활력 있는 삶을 추구하는 침향 문화는 당연히 좋을 수밖에 없을 것이고, 천연의 자연환경과 흙속에서 천년 명약으로 다시 태어난 침향은 생명 치유의 힘으로 몸과 마음을 다스려줄 것입니다.

이제 나만의 천년향기 '토부 침향'으로 마음을 열어 신비롭고 럭셔리한 침향 문화를 만나보기 바랍니다.

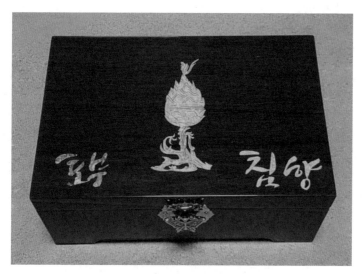

휴대용 흡향기 set

토부침향의 선향 사름으로 기대할 수 있는 무엇이 있나요?

토부침향의 선향 사름은 반드시 물질이 풍요로워야만 누릴 수 있는 것은 아닙니다. 토부침향의 선향 사름은 누구를 위한 '척'이 아니라 나 자신의 정신적 풍요로움을 위한, 나만의 최소한의 의식이라 할 수 있습니다. 토부침향에서 향의 깊이를 알고 향을 즐기면서 일상을 차분하게 돌아보며 나름의 시간과 공간을 가질 수 있다면, 당신은 이미 행복한 사람이 되었을 것입니다.

밝고 맑은 선홍색 불빛으로 산화되어 여리여리하고 가녀린 순백의 연기가 되고선 천상의 향으로 사라지는 토부침향 선향은 천년의 세월로 빚고 찰나의 불꽃으로 피어 오묘함과 그윽함 가득한 백연으로 작은 공기의 흐름에도 너풀너풀 격이 다른 우아함을 뽐내곤 합니다. 토부 선향의 가벼운 춤사위의 스침만으로도 어느새 공간의 내음으로 짐짓 묻어나다가 주변 모든 사물을 적시곤 마침내 그들이 되기도 합니다.

하염없이 지나가는 불확실한 현실의 굴레에서 힘겹게 힘겹게 지켜 나아가는 소중한 나와 우리들의 일상, 그 존귀한 삶에 한 자루 향이 자신의 시간을 사르어 스스로의 공간이 되어 가듯이 우리의 시간을 잠깐 할애하여 우리가 삶의 중심이 되어 보는 건 어떨까 합니다.

스스로가 중심이 되어 마음의 위안을 갖는 나만의 조용한 의식, '토부 선향' 침향 사름의 시간을 가져보세요. 마음을 쉬게 하고 기분을 평안하게 하는 그윽한 향의 묘한 매력은 '토부 선향'을 사르는 순간 바로 펼쳐질 것입니다. 더불어 '마음 닫힘 바이러스'가 치유되는 진기한 경험을 할 수도 있답니다.

바쁘더라도 잠시만이라도 하던 일을 멈추고 '토부 선향' 하나를 사르고 그냥 가만히 있어보는 겁니다. 건강하고 행복한 삶을 원하는 소중한 당신께 감히 '토부 선향 사름'의 의식을 권해봅니다.

침향을 발효시킨 발효 침향이 좋다고 하던데, 왜 그런가요?

일반적으로 식품이나 약재와 마찬가지로 침향도 발효시키게 되면, 기존 원료의 영양이 향상되고 유익한 새로운 영양성분이 보강되어 고유의 기운이 더 강화될 뿐 아니라 흡수도 용이해지고 맛과 향이 부드러워집니다.

과거 선조들의 지혜로 탄생한 발효식품이 세월 흘러 지금 시절의 우리 삶을 풍요롭게 해주고 건강을 챙겨주는 건강 보물단지 역할을 하고 있지만, 과거에는 지금과 같이 식품의 향미와 영양을 향상시키려는 목적보다 식품의 저장성을 높이기 위한 목적으로 사용하였다고 합니다. 냉장고나 저온 저장고가 없던 시절에는 제철 식품과 한약재 등을 장기적으로 보관하기가 쉽지 않아 발효를 시켰던 것이지요.

우리가 오래 전부터 애용해온 발효식품으로는 콩 발효식

품인 된장 고추장 간장 등과 소금절임류 발효식품인 김치 젓
갈, 우유 발효제품인 치즈 버터 요구르트 그 외에 식초, 막걸리
와인 등의 주류, 발효 빵류 등을 들 수 있습니다. 한편, 한약 발
효의 경우는 한약재를 아홉 번 찌고 아홉 번 말리면서 자연 숙
성 발효 과정을 거치게 하여 약효를 증진시키는 구증구쇄(九蒸
九晒)를 들 수 있습니다.

과학이 발전된 지금에서의 식품 발효문화는 저장의 개념
보다 영양과 흡수의 건강 개념에 우선을 두고 발효과학이란
이름으로 진행되어 있지 않나 싶습니다. 하나 또는 둘 이상의
미생물을 이용하여 발효 공정을 진행하면, 미생물의 작용으로
각 원료들의 특유 성분들이 큰 분자구조에서 작은 분자구조로
분해되므로 영양의 인체 흡수가 용이하게 됩니다. 뿐만 아니라
발효 과정으로 증가된 유익한 물질들은 새로운 합성을 통하여
영양이 향상되고 쉽게 변질되지 않아 오래 보관할 수 있음은 물
론, 체내작용에서도 부작용이나 명현현상 등의 리스크도 줄여
주기도 하며 다양한 제형으로의 가공도 용이하게 됩니다.

한방 발효도 마찬가지로 미생물의 발효숙성 과정을 통해
새로운 효소를 만들거나 미생물과 효소를 한약재에 침투시키
는 공정으로 약성을 높이기도 하고 유익한 신물질을 만들어
내기도 하는데, 이렇게 탄생한 미생물 효소 등이 인체 내 유독
성분을 제거하는 천연해독제의 역할을 한다고도 합니다.

침향의 경우에도 유용한 발효미생물을 이용하여 발효 공

정을 거치게 하면 고분자 구조의 영양성분이 저분자로 분해되므로 인체 흡수효율 상승효과가 있음은 물론, 기존의 침향이 지니고 있지 않던 유익한 성분들도 상당 부분 늘어나서 인체에 많은 도움을 주게 됩니다.

굳이 왜 발효를 시키느냐고 할 수 있겠지만, 발효하지 않은 원물과 발효 처리된 발효물이 인체에 들어가 영양이 흡수되는 과정에는 엄청난 차이가 있기 때문입니다. 발효식품의 경우는 우리 몸속에 들어가기 전에 발효 과정을 겪으면서 고분자에서 저분자로 바뀐 것이기에 인체에서 영양을 흡수하기 위한 저분자로 만드는 소화 과정을 이미 겪은 식품이기에 인체 흡수가 용이해집니다.

침향의 주요 영양 성분들이 인체에 유익하게 작용한다고 하지만, 인체에서 그 성분들을 흡수하지 못하면 아무 소용이 없습니다. 따라서 귀하고 값비싼 영험한 약효를 지닌 침향의 경우에는 발효 유무가 인체에 미치는 영향에 상당한 차이가 있을 수밖에 없을 것입니다.

한편, 사람마다 인체에 존재하는 미생물이 달라서 사람에 따라서 각각의 식품을 분해하는 미생물이 있는 사람도 있고 없는 사람도 있으며, 미생물이 존재한다고 해도 그 수가 적은 사람도 있고 많은 사람도 있습니다. 예를 들면 우유를 잘 소화하지 못하는 '유당 불내증(lactose intolerance)'을 들 수 있는데, 유당 불내증은 유당의 소화를 위해 분비되는 락타아제(Lactase)와 같은 유당 분해효소가 적게 생성되어 유당의 소화 장애를 겪는 질환으로 전 세계 무려 70% 가량의 사람들이 겪고 있으며 특히 아시아계 사람들에게 많이 발견되고 있습니다.

이처럼 침향을 분해시킬 미생물이 혹시라도 체내에 없거나 적게 있는 사람의 경우는 아무리 좋은 침향을 먹어도 별 도움을 받지 못하게 됩니다. 발효 침향의 경우는 체내에 들어가기 전에 소화에 준하는 미생물 발효 과정을 마쳤기 때문에 인체 흡수가 수월하게 되는 것입니다.

아무리 좋은 영약이라도 인체에 흡수되지 않으면 건강을 챙기기는커녕 쓸데없이 시간과 돈을 날려버리는 꼴이 됩니다. 발효 침향은 풍부해진 다양한 영양과 함께 흡수를 도와주므로 현대인에게 꼭 필요한 건강 지킴이라 할 수 있을 것입니다.

일반 침향과 발효 침향에 상당히 큰 차이점이 있군요. '발효'가 무엇이기에 이처럼 차이가 많은 건가요?

발효란 미생물 자신이 가지고 있는 효소를 이용해 유기물을 분해시키는 과정을 말하는 것으로 부패와 같은 과정을 거치므로 얼핏 구분하기가 쉽지 않은데, 미생물에 의하여 분해된 유기물이 인체에 유독한 물질로 변하였거나 불쾌한 역한 냄새가 나면 부패, 분해된 유기물이 몸에 유익한 물질로 변하였다면 발효라 할 수 있습니다. 발효식품이 건강에 많은 도움을 주는 것이 알려지면서 식품이나 의약품 분야에서 부가가치가 있는 기능성 활성 성분을 얻기 위한 방법으로 발효 시스템이 주목받고 있습니다.

발효는 미생물이 유기물을 분해시키는 과정으로 어떤 미생물이 어떤 유기물을 분해시키느냐가 발효의 포인트가 됩니다.

예를 들면, 메주를 만들 때 삶은 콩을 찧어 메주 모양을 빚고 볏짚으로 묶어 며칠 동안 띄워 완성하게 되는데, 메주를 띄우는 동안 볏짚에 있던 미생물이나 바람을 타고 온 미생물이 메주에 정착하여 증식하게 됩니다. 이때 어떤 미생물이 메주에 정착을 하느냐에 따라 메주의 향이나 맛, 색깔이 달라질 수 있습니다.

우리가 일반적으로 알고 있는 메주에는 흰곰팡이(털곰팡이와 거미줄곰팡이)가 표면에 자리 잡고 있습니다. 간혹 황색 곰팡이, 검은곰팡이, 푸른곰팡이, 붉은곰팡이 등의 다른 미생물이 생기는 경우도 있는데, 이때는 메주의 맛과 향뿐 아니라 메주의 효능도 약간씩 다르게 됩니다.

발효 유제품인 떠먹는 요거트의 경우는 요구르트와 우유를 섞은 후에 중 고온에 하루정도 방치하면 쉽게 완성시킬 수 있는데, 이때 동일한 미생물(요구르트)을 쓰더라도 유기물(우유)의 고지방 저지방 무지방등 우유의 지방 함유도에 따라 요거트의 맛과 향 등이 다르게 되는 것을 경험하였을 것입니다.

이렇듯 발효에 사용되는 미생물과 유기물에 따라서 발효의 결과물이 다 다르게 나타나므로, 조건과 환경에 맞는 많은 실험으로 데이터를 내고 좋은 경험들을 토대로 발효를 시키려는 원료에 적합한 미생물 조합을 찾아내야만 좋은 발효식품이 탄생할 수 있습니다.

또한 발효 온도와 기간 등의 발효 환경을 고려한 제조방법도 발효에 중요한 요소입니다.

발효에 영향을 미치는 요인으로 미생물의 선택이 중요합니다. 미생물은 자신에 유리한 환경이 주어지면 빠른 성장을 하게 되는데, 그 요소로 수분, 온도, pH, 시간 등을 들 수 있습니다.

일반적으로 발효에 최적의 온도는 약 37℃ 정도라고 하는데, 만약에 발효온도를 낮추게 되면 어떤 현상이 일어날까요? 미생물은 자신에 적합한 온도가 아니기에 성장이 둔화되어 느리게 활동을 하는 숙성 과정이 이루어질 것입니다. 이러한 원리로 만들어진 것이 김치냉장고로, 김치냉장고는 일반 냉장고의 평균 온도 4℃보다 약 3℃ 낮은 1~0℃ 정도의 온도를 유지하도록 설계되었습니다.

메주와 청국장 발효의 관계도 흥미롭습니다. 콩 발효식품인 메주와 청국장은 우선 숙성기간이 다릅니다. 메주의 발효기간이 보통 한 달 이상인 데 비해 청국장은 2~3일이면 완성됩니다. 이는 메주와 청국장 발효에 관여하는 미생물(고초균)의 최적온도가 38~43℃로, 메주가 상온에서 발효가 이루어지는 것에 비해 청국장은 약 40℃ 즈음에서 발효가 이루어지므로 메주에 비해 상대적으로 청국장에서 미생물의 활동이 활발하게 되므로 빠르게 반응이 일어나서 발효시간이 짧은 것입니다.

발효식품이 건강에 많은 도움을 주는 것이 알려지면서 발효 시스템에 대한 관심도 높아지고 있습니다. 수분이 적은 고체상의 유기물질을 활용하여 미생물을 배양하는 공정의 고상발효(Solid state fermentation) 시스템은 곡물, 왕겨, 콩류, 짚 등 농산물의 부산물이나 폐기물이 활용되므로 에너지 절약 및 환경 친화적인 유효한 공정으로 평가되고 있습니다.

최근에는 발효 개념이 항생물질이나 알칼로이드, 식물 성장인자, 효소, 유기산, 생물적 살충제, 제초제, 생물적 연료, 향료 등과 같은 생물적 활성의 부가가치가 있는 2차 대사산물의 생산에도 적용되고 있으며, 식품이나 의약품 분야에서 부가가치가 있는 기능성 활성성분을 얻기 위한 유망한 시스템으로 주목받고 있습니다.

토부침향에서 침향 특허 출원을 하였다고 들었는데, 무엇에 대한 특허인지요? 발효침향의 향기에 대한 것인가요?

토부침향에서 침향에 관련한 특허를 신청한 내용은 우선적 특허 진행으로 식품이나 화장품의 용도에 적합한 침향 추출물을 제조하는 방법, 즉 발효침향 추출물의 제조 방법(A method for making agallocha extract)에 대한 것입니다.

이러한 1차 특허 침향추출물을 바탕으로 토부침향에서는 '침향 추출물 발효 침향'에 대한 2차 특허를 진행하는 것에 의미를 두고 있습니다.

토부침향에서의 발효의 의미는 침향의 기능을 높이기 위한 훌륭한 자연 발효과학의 의미뿐 아니라 오랜 세월 동안 땅속 미생물로 천연 숙성된 '숙결 침향'의 개념을 조금이나마 적용하기 위한 일환으로 자연 미생물을 적용한 것입니다.

최근 들어 인체에 유익한 최상의 약재로 오랜 동안 그 가치를 인정받아온 침향에 대한 신비를 풀기 위한 연구가 본격적으로 진행되면서 침향의 주요 성분 추출에 대한 연구도 함께 이루어졌습니다.

침향의 유용성분 분리와 추출에서 물을 용매로 사용한 경우에는 침향의 유용성분이 적게 얻어지거나 아예 확인이 되지 않는 경우가 많다 보니 대부분의 연구에서는 물이 아닌 메탄올을 용매로 사용한 침향 메탄올 추출방법을 적용하여 왔습니다. 침향 메탄올 추출방법은 침향을 메탄올로 추출한 다음, 그 추출물을 n-hexane, 클로로포름, 석유에테르 등으로 분획하고, 이를 진공 농축하여 유기 용매를 제거하는 방법으로 제조 방법에서 여러 위해요소를 안고 있었습니다.

이에, 토부침향 연구팀은 어렵지만, 유기 용제를 배제하고 물을 용제로 하여 침향의 유용성분들을 추출하면 식품뿐 아니라 화장품의 원료로도 두루 사용할 수 있을 것이란 희망으로 수년 동안 새로운 제조 방법의 개발에 몰두하였습니다.

토부침향 연구팀은 물 용매 침향 추출물에 대한 연구를 거듭하여 나름의 성과를 얻을 수 있었습니다. 침향을 일정 조건에서 발효 전처리를 하고, 물의 산성도를 일정 pH 이상으로 유지함으로써 식품이나 화장품에서 요구하는 침향 본래의 맛과 향이 나고, 침향의 유용 성분이 충분이 함유되어 침향 본래의 약리적 효과를 얻을 수 있었으며 혹시 모를 잔존 유기용매의 불안으로부터 자유로운 발효 제품을 얻을 수 있었습니다.

토부침향 연구팀의 물 용매 침향 추출물 제조법은 환경적으로도 안전하고, 공정적으로도 작업자에게 해가 없으며 화재 등의 염려가 없는 훌륭한 방법이라는 인정을 받게 되어 특허 출원을 하게 되었습니다.

이러한 토부침향의 연구는 단순히 식품이나 화장품의 용도에 적합한 침향 추출물을 제조하는 방법인 발효 침향 추출물의 제조 방법(A method for making agallocha extract)만을 위한 것이 아니라 이러한 1차 특허 침향추출물을 바탕으로 토부침향에서 추구하는 발효의 의미를 접목하기 위한 기초 공사라 할 수 있습니다.

토부침향에는 이제는 거의 구할 수 없는 천상의 향기를 구현하고자 하는 의미가 담겨 있습니다.

오랜 세월 동안 땅속 미생물로 인해 천연 숙성된 '숙결 침향'의 개념을 이해하고, 지금의 우리 세대에도 그 천년향기의 기운을 조금이나마 느껴보기 위한 일환으로 자연 미생물을 적용한 발효 침향 연구에 심혈을 기울였습니다.

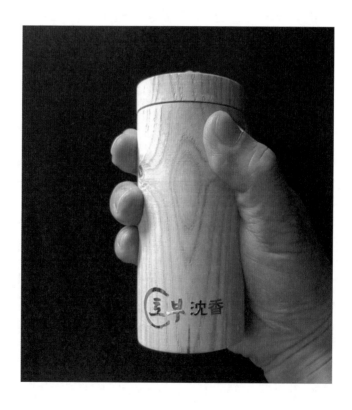

토부연구팀은 발효실험을 수도 없이 번복하면서 나름의 노하우를 터득하여 침향의 숙성 부분은 어느 정도 근접할 수 있었지만, 미생물 발효 과정에서 입혀지는 발효 내음의 처리가 쉽지 않았습니다. 하지만 토부연구팀은 이에 굴하지 않고 다양한 방법들을 적용하며 시험을 한 끝에 최적의 개념으로 변형된 워터 에이징(water aging)공법을 통해 발효침향의 향기 완성도를 높일 수 있었습니다.

향도문화의 중심에 있는 침향의 향기, 구전으로만 전해오던 숙성된 천년 침향 향기에 버금가는 침향의 향기가 궁금하지는 않으신지요? 토부침향에서 그 고유의 향기를 만나보세요. 보다 즐거운 삶이 연출될 것을 믿어 의심치 않습니다.

토부침향 분말을 먹는 방법에 대해서도 알려주세요.

토부 발효침향은 초미립자 발효 침향분말이므로 귀이개로 담을 수 있는 정도의 양을 혀 밑에 녹여서 흡수를 시키는 방법이 가장 훌륭하며, 취향에 따라 토부 발효침향 분말을 물로 삼켜도 좋습니다. 무엇보다 신경을 써야 할 부분은 모든 식품과 약품이 마찬가지로 자신의 취향과 효과를 고려하여 섭취하는 것입니다.

발효 침향 분말을 침으로 녹여 먹는 방법이 훌륭합니다.

초미립자 발효침향을 혀 밑에서 녹여 먹게 되면, 혀 밑에 있는 혈관을 통해 바로 체내로 흡수되기 때문에 일반 침향을 먹어서 위에서 소화되고 장에서 흡수되어 간에서 대사되는 것보다 흡수와 효과에서 차이가 큽니다.

대부분의 침향분말은 일반 분쇄를 하기에 침향의 입자가 입안에서 녹지 않고 돌아다니기에 까끌까끌한 느낌이 그리 유쾌하지 않을 수 있어서 물로 넘기는 것이 일반적인 방법입니다. 일반 침향분말을 혀 밑에 녹여 먹으려고 하는 것은 초미립자 분말이 아니어서 침으로 녹이는 것이 아니라 침으로 삼키는 개념이 되므로 의도했던 혀 밑 혈관으로의 흡수가 이루어진 것이 아닙니다.

전문가들의 입에서 '토부 발효침향 분말의 의미가 남다르다'라고 회자되는 것은 고상발효 공법을 적용하여 기능을 향상시키고, 초미립자 공법으로 체내 흡수마저 용이하게 한 대상 물질이 다른 일반적인 약재나 식품에 비해 인체 극소량의 섭취를 요하는 침향이기 때문입니다.

우선적으로 염두에 둘 점은 모든 식품과 약품이 마찬가지로 자신의 취향과 효과를 고려하여 섭취해야 하는 것으로 건강한 사람은 연하게 꾸준히 섭취하는 것이 나으며, 약의 개념으로 기운을 보하려 하는 목적이라면 수지 함량이 높은 것을 선택하는 것이 좋습니다.

발효침향 분말을 먹는 다른 방법은 그냥 자신의 취향에 맞게 편하게 먹는 것입니다. 1회 섭취량 0.2~2g을 입에 넣고 침으로 삼켜주고 인체에 퍼지는 침향의 기운을 느껴봅니다.

침향을 물에 우려서 침향차로 마시는 방법도 좋습니다.

다관 등에 물을 충분히 끓인 다음 불을 끄고 깨끗이 씻어 불순물을 제거한 침향 조각이나 침향칩을 넣어 잠시 두었다가 침향의 향기가 배어나오면, 우러난 침향수를 차마시듯이 잔에 따라 잠시 향을 즐기며 천천히 음미하듯 마시면 됩니다. 다관의 침향은 꺼내어 건조 보관하였다가 다시 사용하면 됩니다.

이때에 침향을 처음부터 물과 함께 끓이지 않는 이유는 침향의 향기가 물이 끓는 동안 휘발할 수 있으므로 이를 줄이기 위한 목적으로, 침향에 함유된 훌륭한 성분이 훼손되지 않아야 침향 본연의 향기와 효능을 만끽할 수 있습니다. 개인차가 있겠지만, 예민한 사람의 경우는 침향차를 마시는 것만으로도 눈이 시원하게 밝아지며 뭉친 기운이 풀리고 전신에 기가 흐르는 것을 느낄 수 있습니다.

침향을 말차로 먹는 방법도 있습니다.

침향분말을 녹차 말차를 먹는 방법과 같이 격불(거품 말차를 만들기 위해 차선을 빠르게 움직여 거품을 내는 행위)하여 먹는 침향

말차 방법이 있습니다. 이때 녹차 말차를 함께 섞어 마시는 것도 좋은 방법으로 색다른 향을 즐길 수 있습니다.

1. 예열 건조된 말차 잔은 준비합니다.

잔이 차가우면 찻물이 쉬이 식어버리고, 찻물이 식으면 격불에도 거품이 나지 않거나 거품이 촘촘하지 않아 말차의 제 맛을 느낄 수 없습니다. 뜨거운 찻물로 말차 잔을 예열할 때에 충분히 건조되지 않아 잔에 물기가 남아 있으면 일부 가루가 물에 녹지 않고 달라붙기도 하므로 잔을 충분히 건조시킵니다.

2. 적당량의 따뜻한 찻물에 기호에 맞게 침향과 녹차 분말을 섞어 격불을 해줍니다.

침향과 녹차 분말의 비율은 자신의 기호에 맞게 하면 되지만, 처음에 잘 모를 경우는 침향 1에 녹차 2의 비율로 시작해 보기 바랍니다.

3. 충분히 거품이 일면 침향(녹차) 말차를 즐깁니다.

침향 분말이 가라앉으므로 처음에는 가라앉은 말차를 풀어주기 위해 말차 잔의 바닥 부분부터 격불을 시작합니다. 서서히 격불하여 분말이 적당히 풀어지면 충분히 거품이 만들어지도록 격불 속도를 높여 훌륭한 침향녹차 말차를 만듭니다.

침향의 기운이 담긴 침향(녹차) 말차의 부드러움을 음미하며 황제의 기분을 느껴봅니다.

공진단 개념의 '토부 발효금갑 침향단'도 훌륭합니다.

황제의 원기 보충과 영양을 책임지는 보약으로 알려진 공진단은 여러 방면의 과학적인 연구와 논문을 통해 그 효능과 효과가 입증되고 있는 상황으로, 고유의 기능인 신장을 튼튼하게 하는 것뿐 아니라 면역력 개선과 체력증진, 혈액순환과 항산화작용으로 노화를 방지하는 데에도 도움을 준다고 합니다. 또한, 최근 인지능력 개선과 치매예방에도 유효하다는 논문이 발표되고 있습니다.

'토부 발효금갑 침향단'은 황제의 보약 공진단 개념으로 인체에 무해하고 안전한 식품원료로 재구성하였습니다. 핵심 원료인 침향을 발효시켜 흡수와 기능을 향상시켰으며, 침향의 향기 기능이 주요한 역할을 하므로 인체에 유익한 작용이 많은 식용 금박으로 향기의 손실을 막기 위한 노력을 기울여서 침향 본래의 활성이 충분히 발휘되도록 하였습니다.

'토부 발효금갑 침향단'은 공부에 집중해야 하는 어린이, 바쁜 사회생활로 인해 신체 밸런스가 떨어지는 젊은이들, 건강에 더욱 신경을 써야하는 중년층, 원기회복이 필요한 노년층까지, 남녀노소 모두에게 도움이 되도록 설계하였습니다.

지친 몸과 마음이 안정되도록 하여 상쾌한 컨디션을 꾸준히 유지하도록 도움을 주는 '토부 발효금갑 침향단'을 추천합니다. 섭취 방법도 어렵지 않아서 하루 한 번 편안한 시간에 씹어서 먹으면 도움을 받을 수 있습니다. 가능하면 식전 빈속에 한 알을 꼭꼭 씹어 침과 함께 삼키고, 따뜻한 물 한잔을 마셔주면 더욱 좋습니다.

토부침향에서 침향의 향기는 어떤 경우에 더욱 좋을까요?

연속된 긴장으로 엔트로피가 팽배해진 현대의 삶에서 스트레스가 가중된 일상을 보낼 수밖에 없는 상황에서 맞은 지금 같은 코로나 환경은 자칫 삶의 무게 중심을 잃기 십상입니다. 이렇게 지친 몸과 마음에 휴식이 필요할 때, 토부침향의 향기가 더욱 많은 도움을 드릴 수 있지 않을까 합니다.

침향은 오랜 시공의 흔적을 몸에 담고 한껏 움크리고 있어 답답했던 몸에 불이 켜지면 그제서야 비로소 잠에서 깨어나 화르륵 타올라 그동안 응축되었던 에너지를 일시에 방출하며 신비로운 향연으로 오묘한 천년향기를 춤사위에 실어 보내게 됩니다.

심오하고 아름답게 피어오른 가슴 벅찬 침향의 천년향기

를 우리의 가슴에 옮겨 담으려고 집중하여 흠향하려면 한순간 몸이 긴장되기도 하지만, 막상 침향 향기의 에너지 파동이 가슴과 머릿속에 들어오는 순간 긴장되었던 몸과 마음이 서서히 이완되면서 평안함을 느끼게 된답니다. 가득이나 연속된 긴장으로 엔트로피가 팽배해져서 스트레스 속의 일상을 보낼 수밖에 없는 현대인들에게, 지금의 코로나 환경은 자칫 삶의 무게 중심을 잃기 십상입니다. 그렇기에 지금이 바로 지친 몸과 마음에 휴식이 필요한 시점이 아닐까 합니다.

굳이 어떤 만족할 만한 결과를 도출하려는 습관적인 노력을 일체 배제한, 그냥 잠시 나를 쉬게 하는 것만으로도 충분합니다. 잠시 모든 것을 내려놓고 가만히 있는 것만으로도 우리의 몸과 마음은 우리 본연의 자리를 찾을 것이며 점점 회복되고 안정될 것입니다.

이때에 천상의 향기 토부침향이 함께하면 더없이 훌륭한 치유환경이 연출될 것입니다. 토부침향을 사르는 일련의 작은 행위들은 다른 의식 공간으로 인도하는 역할을 하여 더욱 집중하여 침향의 세계로 들어갈 수 있게 됩니다. 토부침향을 사르어 침향 고유의 천상 향기가 피어오르면서부터는 가만히 있기만 해도 무궁무진한 기능과 역할을 지닌 침향의 기운이 우리 몸 구석구석을 맴돌며 정화 프로세스를 가동하게 될 것입니다.

토부침향 향기의 세계, 설렘 안고 만나 보세요.

'자신만의 향기'라는 것은 어떤 향기를 의미하는 것인지요?

자신의 향기라는 것이 무얼까요? 자기가 좋아하는 향기를 자신의 향기라고 할 수도 있을 것입니다. 하지만 그보다는 삶을 살아가는 과정에서 우리 자신도 모르는 사이에 자신의 행동과 마음에 굳은살이 배겨서 자신 만의 삶의 패턴이 된, 그래서 타인의 눈에도 나라고 인정될 수밖에 없는 나만의 다양한 습관 형성체가 나의 향기이자, 나 자신의 향취가 아닐까 합니다.

고운 사람은 굳이 좋은 내음을 내려하지 않아도 스스로가 좋은 향기가 되어 주변을 편안하게 만들어 줍니다. 이렇게 주변을 편안하게 해준다는 것은 고운 사람이 내뿜는 향기의 파동이 주변에 공명되어 서로를 하나로 아우르기 때문으로 우리는 우리도 모르는 사이에 서로의 좋은 향기에 이끌리게 됩니다. 하지만 사회생활을 하다보면 그렇지 못한 환경에 있을 때가 대부분으로 이렇게 아쉽고 부족함에서 오는 막연한 그리움은 일상에서 느낄 수 없는 어린 시절의 고향 내음을 그리워하게도 합니다.

어린 시절 함께 놀며 같은 에너지를 뿜어내던 동무들도 어른이 되면서 서로 각자의 일터에서 제각각 삶을 살게 됩니다. 그러다가 어느 날 우연히 만나면, 내 마음 속에 기억되는 그 시절 동무의 향기가 아닌 어색하고 불편한 세월에 변해버린 낯설은 동무의 향기를 느끼게 되어 당혹했던 경험이 있었을 것입니다. 이는 그 어린 시절의 향수에 또다른 세월의 냄새가 덧씌워져서 새로운 모습으로 변해버린 우리들의 향기이기도 합니다.

이렇게 우리들의 향기는 세월과 함께 숙성되면서 서서히 자신의 향기가 되는 것이겠지요.

그러면, 아무리 세월이 흘러도 변하지 않을 향기가 있을까요? 아마도 세월이 가도 변치 않는 냄새는 가만히 눈을 감고 떠올리면 어김없이 떠오르는 우리 어머니의 냄새, 울엄니 향기가 아닐까 합니다. 그래서인지 최고의 향이라 불리는 침향의 다양한 향기 중에서도 엄마의 젖냄새가 나는 모유향이 최고의 침향 향기라고 불린다고 합니다. 침향의 향기가 침향에 따라 다양한 매력을 뿜내기도 하고, 사람마다 향에 대한 호불호가 다 달라서 어떤 침향의 향기가 더 좋다고 우월을 말하기가 쉽지 않지만, 세월의 흐름에도 변치 않는 엄마의 냄새는 생각만 해도 아련하게 피어올라 마음을 편안하게 만들어주기 때문이라고 합니다. 늘 그렇게 한결같은 침향의 모유향 같은 향기가 우리들 '자신만의 향기'가 되어 연이 닿는 모든 사람들에게 편안함과 포근함을 주었으면 하는 바람을 가져봅니다.

토부침향은 '지금' 우리의 모습에 우선을 둡니다.

내일이라는 미래의 내 모습은 마음속에서 그려지는 자신의 모습일 뿐, 잠시도 머무르지 않고 촌음으로 지나가고 있는 지금 현재 순간의 모습이 실제의 내 모습이라 할 수 있을 것입니다. 내일은 '지금 현재'가 없이는 홀로 존재할 수 없기에 지금 현재의 마음 평안과 육체적 안식을 구하려는 작은 행위가 우리에게 있어 나름의 의미 있는 시간이 될 수 있지 않을까 합니다.

소중한 순간순간마다 시간이나 장소 등의 구애를 그리 받지 않으며 일체의 다른 행위를 배제하고, 언제라도 쉽게, 어렵지 않게 시작하여 마음의 위로와 평안을 취할 수 있는 침향의 향기를 접해보세요. 일단 이러한 마음가짐을 행동에 옮기기 시작하면서부터 서서히 지금까지 느껴보지 못한 긍정의 에너지가 흐르게 될 것입니다.

지금 바로 침향 선향을 하나 꺼내는 것으로 시작하면 됩니다. 지금 바로 향들음 도구를 펼치는 것만으로도 이미 절반은 성공하였습니다. 이제 여유롭게 침향과 함께 당신의 시간을 만들어 보세요. 수차례의 침향 타임으로 몸도 마음도 평안에 이르게 되면, 일상이 즐거워져서 따스한 에너지가 생활 깊숙이 스며들어 더욱 여유로운 삶을 이어갈 수 있지 않을까 합니다.

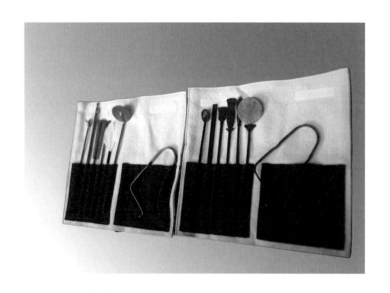

침향, 알수록 점점 더 어려운 것 같아요.

앞에서의 내용에서 우리는 침향이 무엇이며, 오랜 세월 동안
어떤 대접을 받으며 어떻게 쓰여 왔고 어떻게 발전되어 왔는
지는 알게 되었을 것입니다. 하지만 대부분의 내용은 내가 아
닌 다른 사람들에 의한 침향의 효용과 가치판단일 뿐으로, 정
작 중요한 것은 침향이 어떤 모습으로든 나에게 이로움과 긍
정의 에너지를 주어야 한다는 것입니다.

　침향이 고가의 귀한 영물이기에 장기적인 투자 개념으로
구입하든, 만병을 치유하는 영약으로 혹시 모를 질병에 대한

상비약으로 사용하든, 정신세계의 의식 흐름과 자아실현에 요구되는 향내음으로 적용하던, 그 어떤 의미를 부여하여 사용하든지 모두가 별개의 문제입니다.

침향의 기가 갖고 있는 고유의 냄새는 여타의 모든 향들과는 근본적으로 다른 차원의 것이라 하여도, 침향이 아무리 귀하고 좋다고 하여도, 내가 아니거나 싫으면 나에게는 그냥 나무쪼가리에 불과합니다.

그렇기에 지금부터 침향의 가치가 얼마인지를 부여하고, 그 품격을 어떻게 정의할지는 바로 나에게 달려 있습니다. 그러려면 침향에 대해 알아보는 노력도, 직접적인 침향 체험도 하나하나 해보며 나의 것으로 만들어 보는 것이 좋겠지요. 이러한 일련의 작은 의식을 접하다 보면 자신도 모르는 사이에 마음이 여유로워지고, 점점 익숙해지다 보면 언젠가는 자신의 향기를 찾게 되지 않을까 합니다.

침향을 글로만 접하다 보니, 토부침향을 체험을 해보고 싶어집니다.

과거 선조들에게 침향은 왕이나 황제의 전유물이었습니다. 물질문명이 풍요로워진 세상을 살고 있는 우리들에게 침향은 귀하고 값비싼 것은 한결같지만, 비용만 지불할 수 있으면 누구나 취할 수 있는 상품이 되었습니다. 또한, 그 쓰임과 방법이 다양하게 발전되면서 상대적으로 저렴한 침향도 생산되고 있으므로 자신에 맞는 침향을 선정하여 체험해보는 것도 훌륭한 방법이라 할 수 있습니다.

침향은 다양하게 쓰임을 받으면서 한의원에서 약으로 처방해주는 침향공진단으로, 각종 매스컴에서 광고하고 있는 침향공진단류의 침향 함유제품으로, 침향 묵주나 염주 침향목걸이 등으로도 언제든지 쉽게 구할 수 있습니다. 이러한 상품들을 광의의 침향문화에 포함시킬 수는 있겠지만, 침향 고유 향기의 맛을 체험하거나 침향의 기운을 느끼고 흡수하여 내 것으로 만들기에는 토부침향 들음과 사름 문화를 접해보길 권합니다.

무언가 정체 모를 침향의 긍정적인 기운을 내 삶에 투영시키기 위해서는 침향과 좀 더 친해지고 익숙해져야 합니다. 그러기 위해서는 일상에서 침향의 기운과 효험을 경험할 수 있는 손쉽고 다양한 방법을 익혀서 침향 생활을 습관화하는 것이 좋을 것입니다.

토부침향 체험프로그램은 일상에서 침향을 체험하는 '나만의 작고 소중한 프로그램'이라 할 수 있습니다.

우리는 날마다 반복하는 일상의 패턴 속에 자신만의 나름의 규칙을 가지고 있으며, 이러한 규칙은 자신도 모르는 사이에 오래되면서 습관이라는 바뀌지 않는 이름으로 변해 있습니다.

이러한 습관은 자신만의 징크스를 만들기도 하여 '잘못될 소지가 있는 것은 어김없이 잘못되어 간다.'는 의미의 머피의 법칙(Murphy's Law)이나 정반대 개념의 '우연히 자신에게 유리한 일만 거듭해서 일어난다.'는 샐리의 법칙(Sally's law)을 낳기도 합니다.

이렇듯 습관은 우리의 삶에 중요한 부분으로 작용되어 건강한 삶에 척도가 되기도 합니다.

바른 습관을 행하다 보면 몸과 마음에 에너지가 넘치게 되어 건강할 뿐 아니라 일상이 즐겁고 행복합니다. 반면에 그른 습관은 자신의 몸과 마음을 허약하게 하여 매사가 짜증나고 피곤에 찌들어 살게 합니다.

따라서 우리는 우리의 일상의 바른 습관을 행함으로써 궁극적으로는 자신의 자아를 치유하려는 노력이 필요합니다. 토부침향 체험프로그램에는 이러한 의미가 담겨 있습니다.

침향 들음은 작은 공간과 잠깐의 시간만 있으면 언제든지 행할 수 있는 체험프로그램으로 오롯이 자신만의 세계를 경험하는 기분 좋은 체험이 되어 자연스럽게 자꾸 느껴보고 싶은, 가장 가까운 이들에게 알려주고 싶은 소중한 습관이 될 것입니다.

침향 '들음' 프로그램을 스스로 체험하고, 기분 좋은 체험을 공유하는 것만으로도 참 행복을 느낄 수 있을 것입니다.

토부침향을 체험하면서 어떤 점에 예의주시하면 좋을까요?

100세 건강시대를 맞아 많은 사람들이 자신에 맞는 건강식품을 하나둘 선택하여 먹기도 하고 있습니다. 침향은 이와 같은 대부분의 건강식품들과 같이 섭취와 음용으로 건강을 챙길 수 있음은 물론, 침향의 럭셔리한 향기문화로 자신의 여유로운 삶을 즐길 수 있으며, 침향을 접목한 일상은 자신의 품격을 높여주는 기회가 되기도 할 것입니다.

침향을 체험함에 있어 가능하면 간단한 '스트레스 자가진단 체크리스트'를 먼저 해보길 권합니다. 체크리스트를 통해 자신의 스트레스 정도를 측정해보고, 침향 섭취나 침향 들음을 일정기간 시도한 후에 다시 측정해보아서 침향의 기운이 자신에 미치는 정도의 차이를 비교해보는 것도 흥미로운 체험이 될 것입니다.

스트레스 자가진단 체크리스트

다음 항목 중에 얼마나 해당하는지 개수를 세보세요(각 문항 1점에 25점 만점)

1. 아침에 일어날 때 피로감을 느낀다.
2. 일정 시간 동안 정신을 집중하는 데 어려움이 있다.
3. 아주 사소한 결정도 잘 내리지 못한다.
4. 보통 때보다 일을 더 많이 해야 한다.
5. 새로운 자료에 흥미를 집중하는 데 어려움이 있다.
6. 이전에 비해 창의성을 보여줄 수 없다.
7. 내가 어떤 것을 하도록 요구받았을 때 필요한 정보를 상기하는 데 어려움이 있다.
8. 특정한 문제에 주의를 집중하는 능력이 결여된 것 같다.
9. 한두 가지 중요한 약속을 어겼거나 늦은 일이 있다.
10. 쉽게 흥분한다.
11. 잦은 두통으로 고생한다.
12. 식욕은 없지만 건강을 위해 음식을 먹는다.
13. 보통 때보다 술을 더 많이 마신다.
14. 소화불량으로 자주 고생한다.
15. 보통 때보다 담배를 더 많이 피우는 것 같다.
16. 들떠 있어서 적절하게 휴식을 취하지 못한다.
17. 소변을 자주 누고 싶다.

18. 때때로 불안하여 잠이 오지 않는다.

19. 잠드는 데 어려움이 있으며 밤중에 깨어나 안절부절할 때가 많다.

20. 대체로 기진맥진해하고 몸이 불편한 것을 느낀다.

21. 아주 사소한 것에 대해서도 공포를 느끼며, 더 이상 대처할 능력이 없는 것 같다.

22. 매사에 걱정하는 편이다.

23. 때로는 매우 격앙되고 때로는 우울해지는 등 심한 감정 동요가 있다.

24. 편안하게 쉴 수가 없다.

25. 사는 게 희망 없어 보이며, 가치 있는 게 아무것도 없는 것 같고, 자신이 못났다고 생각한다.

• 0~10점

자신만의 방식으로 잘 대처하고 있을 수 있습니다. 자신의 스트레스 경고 신호를 잘 인식하지 못하고 있거나, 정직하게 응답하지 않았을 수 있습니다.

• 11~15점

장기간 많은 어려움으로 상당한 정도의 스트레스를 경험하고 있을 수 있으므로 이를 극복하기 위한 좀 더 즉각적인 노력이 필요합니다.

• 16점 이상

스트레스 자가진단 반응이 위험한 상태로 전문가의 도움
이 필요할 수 있습니다.

• 0~25점

어떤 상황에서도 침향의 천년향기는 당신의 스트레스 해
소에 도움이 될 수 있을 것입니다.

ː 침향의 본초학적 소략

침향(沈香)

기원(起源) ː 팥꽃나무과 속한 상록교목(常綠喬木)인 침향나무
의 흑색 수지(黑色樹脂)가 함유된 심재(心材)이다.

이명(異名) ː 침수향(沈水香), 침향목(沈香木), 아향(牙香), 밀향(蜜香)

성미(性味) ː 신(辛), 고(苦), 온(溫), 무독(無毒)

귀경(歸經) ː 비(脾), 위(胃), 신(腎)의 3경(經)

효능(效能) ː 강기조중(降氣調中), 온신조양(溫腎助陽)

주치증(主治症) ː 흉복창통(胸腹脹痛), 심복통(心腹痛), 천식(喘
息), 구토(嘔吐), 소변기림(小便氣淋), 하초냉
(下焦冷).

용량(用量) ː 0.9~3g, 연말충복(研末沖服)은 매회 0.3~0.9g

금기(禁忌) ː 기허하함(氣虛下陷) 또는 음허화왕증(陰虛火旺證)에는 모두
신용(愼用)한다.

— 신민교 편저 '임상 본초학' 중에서 —

침향(沈香)은 팥꽃나무과 침향나무(Aquilaria agallocha Roxb.)나 백목향나무(Aqui laria sinensis Gilg.)에서 천연적으로 분비된 흑색(黑色) 수지(樹脂)가 함유된 단단한 괴상의 목재(木材)다. 직경이 30cm 이상 되는 침향나무의 지상 1.5m 정도의 높이에서 3~4cm 정도의 상처를 내거나 벌레가 상처를 내면 목질부(木質部)의 수지(樹脂)가 분비되는데 이 수지는 수년이 지나면 흑갈색(黑褐色) 또는 어두운 적갈색(赤褐色)으로 변한다. 이때에 채취하여 쓰며, 본 나무는 고사(枯死)한다. 이 수지(樹脂)는 향이 좋아 '향(香)의 제왕(帝王)'이라는 별명이 붙었다. 침향을 태우면 상쾌한 향기가 나고 맛은 쓰다. 갈아서 환(丸)으로 빚거나 다른 약재와 함께 처방하여 내복(內服)하고, 향기치료에 썼으며 침실(寢室)에서도 썼다. 침향나무는 열대(熱帶)나 아열대(亞熱帶) 지방에서 자란다. 따라서 침향(沈香)은 우리나라나 일본에서는 생산되지 않는다.

조선 세종 때 중개무역을 하는 일본인이 동남아시아에서 가져온 침향을 조선 관료가 낮은 가격에 사려고 시도하다 못 샀다는 기록이 있다. 세종은 주사(朱砂)나 용뇌(龍腦) 같은 한약재는 비록 귀(貴)하지만 중국에 가면 구할 수 있지만 침향(沈香)은 중국에서도 쉽게 구하지 못하니 왜인(倭人)이 가져오는 것을 갑절을 주더라도 가하니 예조에서 이를 의논하라고 했다.『삼국사기』신라 헌덕왕 편에는 왕이 지시하기를 "관료들이 귀중한 수입품인 침향(沈香)을 앞다투어 사치품으로 쓰고 있으니 지금 이 시간부터는 진골 계급을 포함하여 침향사용을 엄히 금지한다.”는 내용이 나온다. 예부터 침향은 귀했다. 현재에도 세상에서 가장 비싼 나무이다. 유럽에서 이글우드라고 불리는 침향나무는 1kg당 수만 유로에 달한다. 조선 정조대왕은 제전(祭奠)에 집이 제사를 지내지 않을 경우에는 침향을 쓰지 말고 자단향(紫檀香)으로 대용(代用)하라고 했다. 귀했기 때문이다.

침향이 나지 않는 우리나라에서는 침향나무 대신 향나무를 바닷가 근처에 묻어두고 매향비(埋香碑)를 세웠다. 일례로 1309년 강원도 고성군 삼일포에 향나무를 땅속에 묻고 이를 기념하는 매향비를 세웠다. 전국 여러 곳에서 매향비가 발견된다. 특히 전남 영광군 법성리 입암리 10-7에 있는 매향비에는 고려 공민왕 때와 조선 태종 때에 매향했다는 기록이 비문에 나온다. 고성 삼일포에 있는 매향비는 현재 이북에 있어 볼 수 없지만 경남 사천과 전남 영광에 가면 매향비를 직접 볼 수 있다. 향나무뿐만 아니라 소나무, 참나무도 매향에 썼다. 2011년 전남 진도군 군내면 녹진리에서 발견된 매향은 대략 1,700년 전에 매향한 것인데 수령이 약 500년 된 녹나무다. 녹나무는 열대 혹은 아열대지방에서 잘 자라는 나무이다. 매향(埋香)은 침향을 만들기 위함이었으며, 미륵시대가 오기를 기원하는 마음이었다.

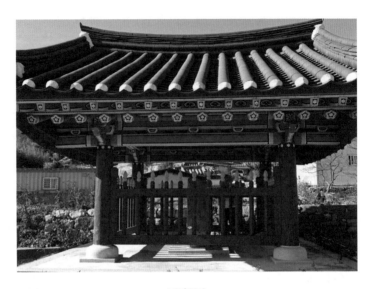

매향비

◆◆◆

침향의 주산지(主産地)는 중국 남방, 베트남, 태국, 미얀마, 말레이시아, 인도네시아, 인도 등이다. 유향(乳香), 몰약(沒藥)의 주산지가 서남아시아인 데 비해 침향(沈香)은 동남아시아가 주산지이다. 침향(沈香)은 침향나무 속에 응결된 수지함량이 25% 이상 되면 약용으로 사용할 수 있으며, 진품(眞品)은 물에 가라앉으므로 침향이라 했다. 침향의 원목 비중은 0.4정도로 물에 비해 가볍기 때문에 침수 여부는 침향수지(沈香樹脂)의 유무에 따라 결정된다. 중국에서는 15%정도의 함량이면 약으로 사용한다. 수백 년의 시간이 지나야 형성되는 고급 침향은 과거 대만이나 해남도(海南島)에서 볼 수 있었으나 지금은 거의 생산되지 않고 수지함량이 낮은 침향만이 나온다고 한다. 이는 어느 정도 자란 백목향나무에 가로 세로로 쐐기를 박아 인위적으로 수지를 생성하게 하여 얻은 침향이기 때문이다. 이러한 침향은 위품(僞品)이다. 진품은 약재나 향료뿐만 아니라 예술품으로도 소장 가치가 커서 가격이 매우 비싸다. 침향의 최소 거래 단위는 황금이나 보석처럼 1g 이하 단위로 거래되고 있다.

이러한 내용이 백운당 한의원 김영섭 원장의 저서 『이것이 침향이다』에서 밝혔다. 또한 김 원장은 "시중에는 유사품이나 저급의 가짜 침향이 많이 유통되고 있다. 침향은 Aquilaria agallocha Roxb.(침향나무)에서 얻는데, 공급량이 너무 적어 일본, 인도, 중동 지역에서는 팥꽃나무과 Aquilaria 속의 모든 식물에서 침향을 얻고 있다. 그중 대표적인 식물이 Aquilaria malac censis Lamk.이다. 일반 목재에 색채와 인공 향료를 주입한 가짜 침향은 연소하기 전에 강한 향기가 난다. 진짜 침향은 연소 전에는 어떠한 향기도 나지 않는다. 태우면 그윽한 향이 난다."고 했다.

성경에서 니고데모는 침향(沈香)과 몰약(沒藥) 섞은 것을 가져와 예수의 시체와 함께 세마포로 싸고 장사(葬事)하였다. 또 민수기 편에는 침향목의 향기가 얼마나 그윽한지 감탄했다는 내용이 나온다. 오늘날 이스라엘에서는 침향나무를 찾아볼 수 없지만 시편, 잠언, 솔로몬의 노래 등에서는 옷이나 침대에 향기 나는 침향을 사용했다고 했다. 다용(多用)한 것을 알 수 있다. 침향(沈香)과 몰약(沒藥), 유향(乳香)은 방부제 역할도 하지만 생기(生肌)작용, 즉 상처를 치료하고 새살이 나오게 하는 데도 응용한다. 그래서 예수의 부활을 이야기할 때 이 약재가 등장한다. 불교에서는 침향으로 불상을 조각하였고, 염주를 만들었다.

한반도 남부지방에서 잘 자라는 무환자(無患子)나무가 있다. 이 나무는 귀신이 무서워하는 나무로서 뜰에 심으면 환자(患者)가 생기지 않는다는 뜻이 있다. 낙엽교목으로 바닷바람과 추위, 공해에 강한 나무이며 세계적인 희귀종이다. 6월부터 한여름까지 황금빛 꽃을 감상할 수 있다. 열매는 둥글고 지름 2cm 전후로 황갈색으로 익는데 그 열매 안에 지름 1cm 가량의 단단한 새까만 씨가 한 개씩 들어 있다. 이 씨는 아주 단단하고 만질수록 반질반질해져 스님들은 염주 재료로 사용한다. 불교경전에 '무환자(無患子)나무 열매 108개를 꿰어서 지극한 마음으로 하나씩 헤아려 나가면 마음속 깊숙한 곳에 들어 있는 번뇌(煩惱)와 고통(苦痛)이 없어진다.'고 했다.

염주의 재료로는 무환자나무나 모감주나무 열매 외에 벼과(禾本科) 1년생 초본(草本)인 '염주'라는 식물이 있다. 이 식물의 종인(種仁)을 천곡(川穀)이라 하며 식용, 약용으로 쓴다. 또한 이 열매는 딱딱한 영과(穎果) 구형(球形)으로 율무(薏苡仁)와 비슷하게 생겼으며 염주를 만드는 데 쓴다.

그러나 염주 중 최고의 염주는 침향으로 만든 염주다. 스님들은 백팔번뇌의 상징인 염주의 수를 세며 번뇌를 내려놓으려고 한다. [법사공덕품(法師功德品)]에 침향을 '신들의 냄새'라고 설법한 내용도 나온다. 선향(線香)으로 침향을 최고로 쳤다. 침향은 다른 향과 달리 그을음이 생기지 않고 밀폐된 공간에서 피워도 두통이 없다. 그래서 스님들이 수행할 때 침향을 들이마시면 몸 안의 사악(邪惡)한 기운을 쫓아내게 되어 머리가 더욱 맑아지고 정신집중이 잘 되어서 득도(得道)에 이르게 된다.

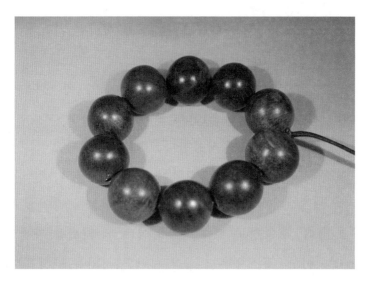

침향 염주

침향은 차와 한약처방으로 다용(多用)되어 왔다. 일례로 원나라 문헌인『거가필용(居家必用)』에 차(茶) 처방이 나오는데 해아향차방(孩兒香茶方)을 보면 침향을 배(梨) 속에 넣고 잿불에 구워 차를 만드는 내용이 나온다. 한약 처방에는 침향환(沈香丸), 침향강기탕(沈香降氣湯), 침향화담탕(沈香化痰湯), 침향백보환(沈香百補丸)등 다수이고,『제생방(濟生方)』의 사마탕(四磨湯),『증치준승(證治準繩)』의 침향산(沈香散),『주씨집험방(朱氏集驗方)』의 침향탕(沈香湯)이 유명하다. 조선 중종 18년 영상 김전의 병(病)이 위독하여 침향강기탕(沈香降氣湯)을 조제해 쓰려고 하나 침향을 구하지 못해 정원이 왕에게 아뢰자 왕이 내의(內醫) 한 사람을 보내어 합당한 약을 조제하도록 지시한 기록이 남아 있다.

침향은『정화 임상본초학(精華 臨床本草學)』에 맛이 쓰고(苦) 따뜻한(溫) 성질이 있으며 무독(無毒)하고, 신(腎)·비(脾)·위(胃) 삼경(三經)에 작용한다고 기술되어 있으며,『신농본초경소(神農本草經疏)』에는 침향이 족양명(足陽明), 족태음(足太陰), 족소음(足少陰), 수소음(手少陰), 족궐음(足厥陰)경에 들어간다고 했다. 족양명과 족태음은 비위(脾胃) 기능을 관장하는 경락(經絡)이고, 족소음은 신장과 제반 생식기능에 작용한다. 수소음은 심장 기능, 족궐음은 간 기능에 관여한다.『본초경해(本草經解)』에는 족소양(足少陽), 수태음경(手太陰經)에 들어간다고 했다. 족소양은 담경(膽經), 수태음경은 폐경(肺經)을 뜻한다. 이렇듯 침향은 인체의 여러 경락에 작용한다.

침향은 강기조중(降氣調中), 온신조양(溫腎助陽)의 효능이 있다. 즉, 하부(下部)에 한기(寒氣)가 느껴지거나 기가 역행하여 결리거나 막힌 것을 치료할 수 있다. 그래서 요슬허냉(腰膝虛冷), 위냉구역(胃冷嘔逆) 증상에 쓰인다. 그 외 간질환, 위완통, 천식, 설사, 발기부전 등에 다양하게 쓰인다. 기가 역행하면 심하게 어지럽든가 졸도하게 된다. 그때는 증상에 맞게 기를 순환하게 하는 침을 맞는 것이 회복에 빠르다. 흔히 체했을 때도 기가 제대로 순행을 못한 것이니 손가락에 소량의 출혈을 내어 기 순환을 시켜 치료한다. 침 치료 외에 약물치료로는 침향을 이용한다. 역기(逆氣)로 천급(喘急)의 병증에 기를 강하(降下)시킬 수 있고 기체(氣滯)로 인한 흉복창통(胸腹脹痛) 중 한증(寒症)에 속하는 병증을 치료하는 데 침향이 매우 좋다. 따뜻한 향을 가지고 있는 침향은 급성질환에 효력을 십분 발휘한다.

고승은 침향염주로 심령의 평온을 찾고 위급한 병자를 만나면 그 염주로 치료했다. 나라에 기근이 들면 농촌에서는 소나무 속껍질이나 느릅나무 속껍질에 쑥, 푸성귀 등을 넣어 죽을 끓여 먹는다. 본초학적으로 곡류(穀類)는 성질이 비교적 따뜻하고 산야에 있는 풀들은 성질이 비교적 차(寒)다. 오랜 흉년으로 곡류 섭취 부족에 차가운 푸성귀를 주로 먹은 백성은 배가 차(寒)게 되어 자주 복통을 호소하며, 설사를 하고 각종 질병에 시달린다. 쓰러지는 사람도 생긴다. 이때 침향으로 만든

108염주를 가사(袈裟)에 걸치고 탁발(托鉢) 다니던 스님은 침향염주 한 알을 떼어 갈아서 환자에게 먹여 회복시킨다. 무엇보다 아름다운 보시(普施)이다. 스님은 자신이 죽기 전에 병자들을 위해 자신의 침향염주를 모두 다 쓸 수 있기를 희망한다. '난향천리(蘭香千里) 인향만리(人香萬里)'라는 말이 있다. 난초의 향기가 천리를 가고 침향을 다루는 인품의 향기는 만리를 가지 않을까 생각된다.

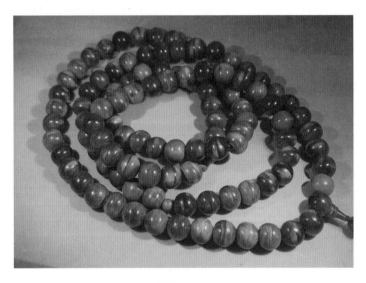

침향 염주

베트남의 어느 지방에서는 풍토병이 창궐하면 침향염주를 든 고승이 나타나기를 기원한다고 한다. 코로나19가 전 세계적으로 창궐하여 몹시 고통 받고 있는 이때 침향이 들려주는 이야기는 시사하는 바가 크다.

: 침향, 그 외의 향기 담은 약재

　기제사(忌祭祀) 때가 되면 할아버지는 벽장 속에서 향나무 조각이 담긴 조그마한 헝겊 뭉치를 꺼내신다. 그 향나무 조각을 조금씩 칼로 잘라 내어 고운 모래가 반쯤 들어 있는 향로(香爐) 옆에 두신다. 향을 피워 하늘의 조상 혼(魂)을 부르고 향로 속 모래에 향을 꽂아 땅의 백(魄)을 모시는 의례를 하기 위함이다. 제주(祭主)이신 할아버지는 문을 열어라 하시고, 자른 향나무 조각에 불을 붙이시고 그 조각을 향로에 꽂으신다. 이렇게 제사는 시작된다. 출입문을 열어 하늘에 계신 조상의 혼백이 제상(祭床)으로 오게 한다. 그 매개체는 향기이다.

　할아버지는 평소 좋은 향나무를 잘라 제례에 쓰시려고 준비해 두셨다. 밝은 노란색인 향나무 조각은 단단해 보였으며 세로로 쪼개졌다. 길쭉하고 어떤 것은 짧았다. 그 향기는 나를 침착하게 했고 형언할 수 없는 신비감을 느끼게 했다. 향을 피워 연기를 하늘로 보내는 분향(焚香)으로 하늘에 가 있는 조상의 혼을 초청했고, 모사(茅沙)에 술을 붓는 관주(灌酒)로 땅속에 가 있는 조상의 백(魄)을 초청했다. 조상의 혼백 초청으로 제사 의례는 시작됐다. 그 시작은 분향이었다. 제군(祭群)은 조용했고, 제사(祭祀)는 엄숙하게 진행됐다.

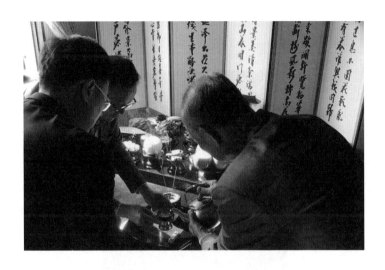

　우리는 조상의 제례에 향을 가까이했으며, 향이 몸과 마음을 깨끗하게 정화(淨化)시킬 수 있다고 믿었다. 고대 인도의 '간다루'라는 신은 향만을 먹고 몸과 마음을 길렀다고 한다. 지구상의 모든 물질에는 대부분 향이 있다. 이 향은 1천만 개 정도의 후각신경을 가진 인간의 생리·병리 현상에 밀접하게 관여하고 있다. 주로 코에 있는 350여 종의 후각수용체가 작용하지만 우리 몸은 코 이외의 피부, 근육, 폐, 신장, 고환, 전립선, 심장, 간 등 다양한 조직에서 150여 종의 후각수용체가 세포를 치유하고 대사 작용을 도와준다. 피부도 냄새를 맡는 후각수용체가 있다는 것이다. 피부에 있는 후각수용체가 특정한 향과 결합하면 세포 재생을 촉진하여 상처 치유에 도움을 준다. 각자 자신에 맞는 좋은 향을 가까이하는 것은 질병 예방·치료에 도움이 된다.

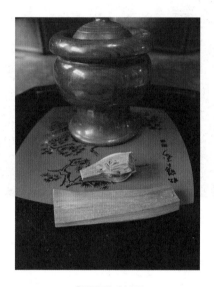

향목과 향로

음식에서는 혀로 감지하는 맛과 코로 맡는 풍미로 양분되는데 느끼는 맛은 대부분 수백수천 가지의 향에서 기인된다. '맛의 80%는 실제로는 향'이라는 말이 있다. 커피가 전 세계인이 좋아하는 음료로 성장한 요인은 향의 우수성에 기인한다. 커피만 파는 전문점이 있다. 이 커피전문점에서는 향을 방해하는 다른 음식을 팔지 않는다. 요즘은 수익창출 목적으로 다른 부(副)메뉴를 늘리고 있지만 원칙은 커피만 팔아야 한다.

향을 이용한 역사는 매우 오래됐다. 단군신화에 쑥과 마늘이 방습, 방충, 산한(散寒), 보신(保身)작용으로 기도(祈禱)를 잘되게 하는 것도 향의 역할이었다. 고대 이집트에서는 영생불멸의 사상으로 미라 만들 때 향유(香油)나 특이한 향이 나는 계피 가루 등을 사용했으며, 향기가 좋은 식물을 통해 잠재된 의식을 일깨워 정신적인 질환에 응용하였다. 그 대표적인 것으로는 유향(乳香), 몰약(沒藥), 사향(麝香), 용연향(龍涎香), 침향 등이 있다. 이것들은 오랜 세월 인류가 즐겨 사용한 향료(香料)이자 약재(藥材)이다.

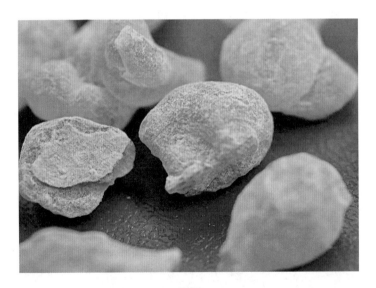

유향

유향(乳香)은 감람나무과 유향나무의 간피(幹皮)에 상처를 내어 얻은 수지로 동방박사들이 아기 예수께 예물로 드린 것 중의 하나인 향료이다. 하느님이 기뻐 받으시는 향기로운 제물로써 분향제로 사용되었으며, 레위인(교회에서 잡일 보는 사람) 중에는 유향을 맡는 사람이 별도로 있었다. 6~8월에 줄기나 가지에 상처를 내어 수지를 채취하는데, 유백색의 수지가 몽글몽글 나와 젖(乳)처럼 맺히므로 유향이라 불린다. 홍해 연안이 주산지이다. 유향은 지금도 세계 여러 나라에서 나오지만 소말리아와 에티오피아 산(産)을 정품으로 친다. 옛부터 이집트인들은 제사나 화장품에 유향을 사용하였다. 아기가 태어나면 눈 화장을 해 주어 악령으로부터 보호받도록 하고, 향료를 푼 욕조에서 피로를 풀기도 하였다. 한의학에서는 심복동통(心腹疼痛), 위완통(胃脘痛), 옹저종통(癰疽腫痛) 등에 쓴다.

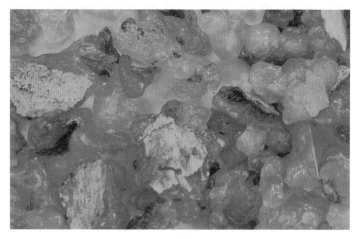

유향

몰약(沒藥)은 감람나무과의 몰약나무, 합지수(哈地樹), 애륜모몰약나무 등에서 얻은 수지이다. 몰약나무는 더운 지방의 암석지대나 석회암 구릉지대에서 자란다. 소말리아, 에티오피아 및 아라비아반도 남부가 주산지이다. 소말리아 것이 제일 좋으며 목재(木材)와 수피(樹皮)에서 향기가 난다. 몰약나무에 상처를 내면 말랑한 흰색 분비물이 점차 노란색이나 갈색으로 변하다가 송진처럼 굳어지는데 이것이 향료나 방부제로 쓰는 몰약(沒藥)이다. 이것을 천연몰약이라 하고, 합지수(哈地樹)에서 얻은 고무수지를 교질몰약이라 한다. 몰약의 이름은 '몹씨 쓰다'라는 'murr'에서 유래되었고, 고대부터 미라를 만들 때 방부제로 썼다. 포르투갈어로 미라를 'mirra'라 하고 스페인어로는 이 'mirra'가 몰약을 뜻한다. 썩지 않는 시신과 몰약의 단어에는 상통되는 점이 있다. 몰약은 본초학적으로 활혈행기(活血行氣)로 지통(止痛)시키는 효능이 매우 좋다. 고대 그리스·로마인들은 포도주와 섞어 진통제로 사용했다. 한의학에서 몰약을 월경통, 타박상, 풍습비통(風濕痺痛), 심통(心痛)등의 병증에 사용한다.

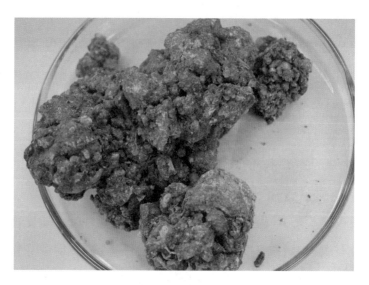

몰약

◆◆

유향, 몰약, 침향은 수지로 식물성인 반면 사향(麝香)은 사
향노루의 향낭 속주머니에서 만들어진 동물성이다. 식물성인
침향은 체온이상의 열을 가해야 향기를 발산 하는 반면 사향
은 사향노루가 발정기에 암놈을 유혹하기위해 품어내는 냄새
로 상온에서 스스로 강력한 향기를 내뿜는다. '싸매고 싼 사향
이 천리를 간다'는 속담이 있듯이 사냥꾼이 사향노루를 사냥
할 때 10리 밖에서도 사향 냄새를 맡을 수 있다는 이야기가 전
해온다. 사향은 침향, 용연향(龍涎香)과 더불어 '억' 소리 나는
몸값으로 부르는 게 값인 세계 3대 향 중의 하나다. 중국 쓰촨
성에서 사향노루를 기르고 있지만 희귀동물로 CITES 1급, 2급

보호종으로 세계 멸종위기 동물로 등재되어 있다. 우리나라도 천연기념물 제216호로 지정하여 보호하고 있다. 향후 사향은 파동으로 인식 저장하여 치료에 응용해야겠다.

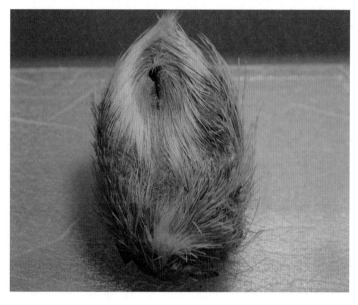

사향

사향은 사향노루의 배꼽 부분 분비선이 커진 것으로 이성을 유혹하여 짝짓기 위함이다. 사향노루의 '짝을 부르는 말 없는 호소'라 할 수 있는 강력한 사향의 성분은 무색의 기름 같은 액체 무스콘(muscone)으로 무스크(musk)향이라고도 불리며, 이성을 유혹하는 페로몬 계열의 향으로도 더 알려져 있어서 향료로서 각종 향수와 남성 화장품에도 많이 사용되고 있다. 이렇게 사향은 그 향기가 매우 강하여 여러 가지 향기를 만드는 재료로 쓰이고 있으며 성질이 따뜻하고 향이 좋아 위장과 정신을 맑게 해 준다. 그래서 강심제나 각성제로서의 기능을 발휘하는 약재로 사용하고 있다.

사향의 효능은 개규회소(開竅回蘇), 활혈산결(活血散結), 최생하태(催生下胎) 등으로 개규(開竅)하고 경락(經絡)을 소통(疏通)시키며 최생(催生)·하태(下胎)작용이 있는 귀한 약재이다. 사향은 향이 강하게 나는 약재로 약을 먹기 위해 용기를 여는 순간부터 주로 소장에서 흡수되는 일반 약물과 달리 사향의 향기가 코와 비강을 통해 폐로 흡수될 뿐 아니라 사향의 강력한 기운으로 인해 인체에 흡수 되자마자 바로 혈액을 타고 신체 깊숙한 조직 세포까지 침투되어 효능을 발휘하기 시작한다. 사향노루 한 마리의 사향 무게는 약 20~28g 정도이며 한의학에서는 방향성개규약류(芳香性開竅藥類)로 분류하여 단방약으로 사용하였을 뿐만 아니라 녹용(鹿茸)과 같은 약재와 함께 공진단이라는 복합처방에도 다용했다. 용량은 매회 0.03~0.15g이며 사향은 성미(性味)가 방향(芳香)하므로 전제(煎劑)보다는 환(丸)·산제(散劑)가 적당하다. 사향을 섭취하는 방법으로 하루 1~2회, 보리알 크기의 양을 곱게 갈아서 숨을 들이쉴 때에 코로 들어 마시는 방법과 40%의 술 한 잔에 0.2~0.3g을 녹이듯 풀어서 음용하는 방법이 있는데 주로 의식을 잃고 쓰러졌을 경우에 의식회복 목적으로 가능한 빨리 사용한다.

용연향(龍涎香)은 수컷 향유고래의 배설물 혹은 토사물로 엠버그리스(Ambergrirs)라고 하는 동물성 향료이자 약재이다. 2012년 8살 소년이 '바다의 로또'라 불리는 고래 똥을 주워 화재가 되면서 용연향에 관심이 높아졌던 기억이 있다. 용연향은 향유고래의 창자 속에서 생성되는 향료 물질로, 향유고래가 먹은 오징어 등의 먹이 중에서 미처 소화되지 않은 부분이 돌처럼 뭉쳐져서 형성되는 것으로 모든 향유고래에 용연향이 있는 것이 아니고 약 1~5%의 향유고래만 갖고 있는 것으로 알려져 있다. 주로 번식기의 수컷 향유고래에 의한 것으로 번식기에는 창자의 움직임이 약해져서 소화되지 않은 오징어의 구기(口器) 등이 직장 속에서 흑갈색 유지 분비물 등이 왁스 같은 덩어리 상태로 뭉쳐 있다가 이것이 배설되어 해상에 떠다니면서 서서히 변하여 생성한 것이라고 전해진다. 전문가들은 오징어의 부리에 있을 수 있는 독성 물질을 소화시키기 위해 이 물질을 만들어 낸다고 한다. 또 다른 설명으로는 향유고래의 먹이인 대왕오징어가 고래 뱃속으로 들어가 소화기관을 괴롭히고는 소화되지 못하고 배설하는 토사물이라 하고, 암컷 향유고래를 차지하기 위한 수컷 향유고래들의 싸움으로 스트레스를 받아 소화불량에 걸려서 만들어지기도 한다고 한다. 또한 향유고래의 주식인 대왕 오징어의 뾰족한 입으로 인해 향유고래의 소화기관이 쓸려서 소화장애가 생기면서 만들어지는 경우도 있다고 한다. 설이 많다.

향유고래의 대사 과정을 거치면서 고래의 장내 효소샤워를 마친 신선한 상태에서의 용연향은 검은 색상을 띤 부드러운 질감의 끈적끈적한 물질로 고약하고 불쾌한 냄새가 난다. 이러한 용연향이 오랜 시간 바다 위를 떠다니며 햇빛과 바닷물의 소금기에 노출되면 서서히 색도 변하여 옅어지고 딱딱해지면서 엠브레인(Ambrein) 성분이 만들어지게 된다. 이러한 과정을 거친 용연향은 비로소 광택이 없는 밀랍상의 덩어리로 온화한 발삼 냄새가 나는 용연향, 엠버그리스(Ambergrirs)로 거듭나게 되는 것이다. 엠브레인은 향수의 잔향을 높이기 위한 보류제로 많이 이용되어 그 자체의 특별한 향기보다도 다른 향료와 혼합되어 더 좋은 향기를 발산할 수 있게 도와주고 나쁜 냄새는 잡아주는 역할까지도 한다.

용연향이 거친 바다 환경에서 어떻게 지내고 얼마나 머물렀는지에 따라 색상과 향이 다양하게 변한다. 초기 용연향은 검정색으로 표면이 부드러우나 고약한 분뇨 냄새가 심하여 향료로서 가치는 가장 낮으며, 바다의 자연환경에 의해 산화가 시작되면서 표면 전체의 색이 다소 옅어져서 짙은 회색이 되었다가 갈색으로 바뀌면서 불쾌했던 냄새가 조금씩 달콤하고 향긋하게 변신을 꾀하게 된다. 점차 구릿빛이 되면 표면의 일부분에서 반짝이다가 밝은 은회색으로 변하며 향이 풍부해지면서 가장 희귀하고 훌륭한 비싼 용연향이 된다. 용연향은 향료성분을 추출하여 향수 등을 만들지만, 약으로도 효과가 좋아 혈액순환 촉진과 진통, 이뇨 작용으로 해수(咳嗽), 천식(喘息), 복통(腹痛), 임질(淋疾) 등의 병증에 응용한다. 그런데 바다에 떠다니는 용연향을 구하기가 여간 쉽지 않은 일이다. 가끔 용연향을 찾았다는 기사를 보면 '바다의 로또', '떠다니는 금', '바다의 황금 덩어리'라고 불리고 있으며 크기에 따라 가격도 상당하여 수천만~수억 원을 호가하고 있음을 알 수 있다.

치유 효과를 구현하는 천년 침향!

침향과 처음으로 연이 닿은 것은 2000년대, 침향박물관 '침향헌'에서 비롯되었습니다. 하지만 당시 침향헌의 정용주 관장께서 처음으로 보여준 침향이란 일상을 바삐 살아가는 사람의 눈에는 그냥 그저 그런 나무토막일 뿐이었습니다.

그러던 어느 날, 침향헌에서 차를 마시며 담소를 나누다가 어디선가 흘러나오는 오묘한 향기에 눈을 돌려보니 검은 수석 위에서 하얀 폭포수가 흐르는 신비스러운 침향의 향연이 펼쳐지고 있었습니다. 이렇게 침향의 하늘빛 운무에 매료되어 침향헌을 자주 찾게 되었고 점차 침향의 놀라운 기능을 경험하면서부터는 그 매력에서 벗어날 수가 없었습니다.

당시 침향 박물관장님의 부탁으로 침향을 초미립자 분말로 만들기 위해 평소 흠모해오던 전승표 박사님을 찾아뵈었습니다. 침향이 엄청난 고가의 귀한 약재란 말을 들은 박사님은 초미립자 분쇄기로 침향 가루를 뽑은 후에도 분쇄기를 몇 번씩 두들겨서 남은 침향 분말을 떨어내고 또 떨어내어 보내주었답니다.

칩향 분말을 보내고 난 후에 박사님은 직원들에게 혹시라도 칩향 가루가 남아 있을지 모르니 더 두들겨 보라고 하여 아주 조금 남은 칩향 가루를 얻을 수 있었고, 그 칩향 가루를 직원들과 저녁 맥주 회식 시에 젓가락으로 찍어서 먹듯 나눠 먹었답니다. 그런데 그날 밤에 설사가 심하여 화장실을 수도 없이 들락거리면서도 '이게 바로 칩향의 명현현상인가 보다' 싶어 그냥 그렇게 보냈다고 합니다. 다음 날에 자신만 문제가 있었나싶어 다른 직원들에게도 물어보니, 일부 직원들은 놀라서 응급실에 실려 갔었다며 박사님은 '허~ 칩향, 그 녀석 참 대단한데요.' 하며 엄지를 치켜세우셨습니다. 전승표 박사님은 그 후 줄곧 칩향에 대한 성분 분석 및 추출과 발효 노하우 등을 알려주시며 토부칩향을 이끌어 주십니다.

또한, 주말마다 부산-홍천을 오가며 암환자들에게 의술 재능기부를 마다하지 않으신 참 인품의 한의사 구홍택 원장님께서 희귀질환 환자들에게 도움을 드리기 위해 다양한 약재들을 적용하시는 과정에서 초미립자 칩향 분말을 귀이개 같은 아주 작은 스푼으로 복용토록 하여 도움을 드리는 과정을 경험해보기도 하였습니다.

그 후에도 칩향과의 좋은 연이 이어지어 칩향헌에서 다도차회를 하며 칩향에 대한 말씀을 듣기도 하면서 관심이 하나 둘 늘면서 칩향의 원산지가 베트남이라는 말에 자연스레 베트남의 유기농 열대과일 재배와 칩향에 관심을 갖고 계신 채명욱 대표님을 뵙게 되었습니다. 채명욱 대표님은 고대로부터 침향의 본산지가 나트랑 지역이었다는 기록에 근거하여 나트랑 해변에 커다란 침향탑인 핑크타워를 비롯하여 다양한 경로로 베트남의 침향 농장과 침향 선향 등의 향 제조업체들까지 침향에 관련된 분야라면 빠짐없이 둘러보도록 하여 견문을 넓혀주셨습니다.

채명욱 대표님, 전승표 박사님과 함께 베트남의 침향 샘플들을 구하여 비교 연구도 해보고, 한국의 한의사학회 회원들을 초청하여 함께 견학도 하면서 침향에 대한 이해의 폭을 넓혀갔으며, 그 결실로 침향의 발효와 추출 노하우에 대한 특허를 신청하기에 이르렀습니다.

『침향에게 묻다 침향에게 듣다』라는 이 책이 탄생하기까지 침향에 대한 우정 어린 관심과 격려를 아끼지 않으셨던 '자연치유를 위한 오감멀티테라피'를 저술하신 서울장신대학교 자연치유선교대학원장과 한국푸드테라피 교육연구원장이신 장석종 박사님, 난치성 환자들의 질병치료에서 '진정 환자를 위한 것 무엇일까'에 대한 끊임없는 실험으로 처방 없는 자연요법 중심의 약국을 운영하고 계신 우문희 약사님께 감사의 말씀을 드립니다. 그리고 20대에 만나 40년 세월 동안 늘 한결같은 형으로, 삶의 중심을 잡아주는 멘토로, 마음의 쉼터 역할도 마다치 않으신 침향박물관 정용주 관장님께도 진심으로 감사의 말씀을 전합니다.

이 책『침향에게 묻다 침향에게 듣다』는 침향 전문가라서거나 침향을 많이 알아서 쓴 책은 아닙니다. 또한, 침향에 대한 많은 내용을 담기 위한 것도 아니며 침향에 대한 전문적인 내용을 담기 위한 것도 아닙니다. 침향을 처음 접하면서 생겼던 궁금증들과 다른 분들이 침향에 대해 물어보시는 질문들을 위주로 내용을 보완하며 자문자답하면서 써내려간 것입니다.

늘 염려하고 격려해주시는 지인들과 동무들의 도움으로 여러 자료를 찾고 발췌할 수 있었습니다. 퍼즐 조각처럼 널려 있던 내용을 지루하지 않도록 이어놓으려 하였으며 곳곳에 침향에 대한 정서도 담아보려고도 노력하였지만 미진한 부분이 많습니다. 더 많은 경험과 연구를 통해 미진한 부분을 채울 것을 기약하며 처음 의도와 달리 분량을 줄였습니다. 많은 분들의 수고가 있었기에 이 책이 그나마 숨길이 나고 호흡을 하기까지에 이르렀습니다.

부족한 내용의 글에도 '벌써부터 침향에 대한 다음 글이 더 궁금해진다.'시며 기꺼이 추천의 말씀을 주신 전 원광대학교 본초학교실 주임교수이신 한의학 박사 신민교님과 파주의 임원경제연구소 소장 정명현님, 그리고 함께 해주셔서 더욱 힘이 되는 한의학 박사 이상건님께 감사의 말씀을 전합니다.

제 아내는 남편의 기를 살려주기 위해 옳다 잘한다 해주더니, 고집을 넘어 아집으로 굳어질 무렵에는 '사람은 누구나 상대적

교만함이 있다'며 견제해주기도 하고, 일순간 모든 것을 던져버리려 할 때는 거침없이 짧고 굵게 불호령을 내렸습니다. 인생의 고난기를 지난 지금에 와서는 잔소리를 마다하지 않습니다. 그동안 형성된 우리의 삶과 생각들이 온전할 순 없지만 어느 정도는 균형을 이루고 있지 않았냐며 토닥여 주곤 했습니다. 평생 여친처럼 살아준 아내에게 이 책을 바칩니다.

일천한 지식으로 침향을 공부하며 갖게 된 많은 의문을 하나둘 풀어보며 자문하였던 내용을 위주로 『침향에게 묻다 침향에게 듣다』를 구성해보려 하였습니다.

침향 초심자들에게 조금이나마 도움이 되었으면 하는 바람입니다.

침향에 대한 궁금증을 풀어보려 자료를 모으기 시작하였는데, 코로나 시국을 맞이하면서 자연히 두문불출하게 되었습니다. 침향에 대한 물음이 생긴 지인들이 중구난방으로 헤매며 시간 낭비하기 싫다며, 생각이 같은 사람들이 적지 않으니 알기 쉽게 요약하되 빈약하지 않게 정리해보랍니다.
에구, 그게 말이 쉽지! 어찌되었든 침향에 대한 기초적인 내용과 생각을 간추려서 침향 초심자들이 볼 수 있는 책으로 거듭나게 되었습니다.

오랜 세월 동안 변함없이 지존의 지위와 품격과 가치를 이어온 침향이 최근 들어 많은 연구와 실험을 통해 그 가치와 효능을 인정받고 있으며, 침향에서 발산되는 긍정의 에너지는 이미 다양한 분야에서 적용되고 있음을 앞선 내용에서 어느 정도는 알 수 있을 것입니다.

침향에 대해 알면 알수록 침향에 더 매료되어 다양한 침향 실험에도 참여하였습니다. 그중 유기용매가 아닌 물을 용매로 하여 침향의 유용성분을 추출하는 '물 용매 침향 추출법'은 혹시 모를 잔존 유기용매의 불안을 해소하고 침향 본래의 약리적 효과는 그대로 얻을 수 있는 방법으로 특허출원을 하게 되었지요.

땅속 미생물로 인해 천연 숙성된 '숙결 침향'의 개념을 이해하고, 우리 세대에도 그 천년향기를 느껴보기 위하여 자연 미생물을 적용한 발효 침향 연구에도 심혈을 기울였습니다.

토부연구팀은 발효실험을 수도 없이 반복하면서 나름의 노하우를 터득하여 침향의 숙성 부분에는 어느 정도 근접할 수 있었지만, 미생물 발효 과정에서 입혀지는 발효 내음 처리가 쉽지 않았습니다. 하지만 이에 굴하지 않고 다양한 방법을 적용하며 실험한 끝에 최적의 개념으로 변형된 워터 에이징 (water aging)공법을 통해 발효침향의 향기 완성도를 높일 수 있었습니다.

코로나19로부터 자유로워져서 예전의 일상을 찾게 될 경우를 생각하여 서둘러 천상 향기 구현 의지를 담아 시작된 토부침향이 향도문화의 중심에 있는 침향의 향기, 구전으로만 전해오던 숙성된 천년 침향 향기에 버금가는 침향 향기 구현에 한걸음을 떼었습니다. 하지만 코로나와 공존하는 '위드 코로나' 시대에 대한 비책도 세워야 하지 않을까 합니다.

지금까지의 상황을 보면 우리는 의료체계의 정비와 의료인들의 도움으로 절망적이지는 않은 것 같아 보입니다. 하지만, 코로나로 인한 자가격리나 재택치료 때문에 겪는 불편함과 정신적 심리적 불안감은 상당하다고 합니다.

우리는 '코로나바이러스감염증-19 일반국민 행동수칙 10가지' 만을 잘 지키면 될까요? 아니면 다른 노력을 하는 것이 좋을까요?

현대인들은 다양한 과학기술이 발전으로 몸은 편해졌을지 모르지만, 각종 화학물질, 세균, 바이러스, 곰팡이때문에 인체 면역력과 항상성 향상이 중요해졌으며, 지금은 무엇보다 호흡기 면역력에 신경을 써야 할 것입니다. 폐질환의 경우, 면역력이 약하면 염증과 싸울 힘이 부족할 수 있습니다. 또한, 폐가 딱딱하게 굳어가는 폐 섬유화의 경우는, 한번 섬유화된 폐는 다시 회복되지 않습니다. 섬유화 과정이 진행되면 산소를 충분하게 공급받지 못하게 되어 생명의 위협을 느낄 수도 있습니다.

우리나라도 점차 고령화 사회로 들어서고 있어, 연령층이 높아질수록 예후가 좋지 않은 폐렴 등의 호흡기질환에 대한 대비책이 절실히 요구되고 있습니다. 폐질환을 예방하기 위해선 면역력과 염증 반응의 관리에도 더욱 신경을 써야 합니다. 폐가 좋지 않으면 약물로 치료하면서도 영양 섭취에도 신경을 써야 하며, 폐근력을 높일 수 있는 치유운동도 병행해야 합니다.

코로나로 인한 작금의 상황에서 대비책으로 어떤 것이 있을까요? 토부에서는 코로나 시국을 맞아 더욱 중요해진 호흡기 면역력에 대한 비책으로 '침향의 치유 에너지가 담긴 침향 향기로 고저항 호흡기 근력 훈련'을 하는 것이 어떨까 하는 생각을 해 보았습니다.

'미국심장협회 저널(Journal of the American Heart Association)'에 게재된 콜로라도 볼더대학교 연구팀에 의하면, 폐활량 증가와 수면무호흡증 개선 등에 효과가 있는 '고저항 호흡기 근력 훈련'으로도 일부 혈압강하 약물요법과 같은 뛰어난 개선 효과를 얻을 수 있을 뿐 아니라 혈관 내피 기능이 45% 향상되고, 혈관 내에 노폐물이 쌓이는 것을 막아주는 산화질소 수치도 높아졌으며 심장마비 위험을 줄여주는 산화 스트레스 지표도 감소한다고 합니다.

'고저항 호흡기 근력 훈련'은 호흡근 강화장치 등을 힘껏 빨아들였다가 숨을 천천히 내뱉는 호흡운동으로 호흡근육이 약해져서 스스로 숨쉬기 어려운 사람들을 돕기 위해 진행되어 왔습니다만, 코로나19로 인한 작금의 상황에서는 호흡기 면역력을 향상시키는 용도로도 적합하지 않을까 합니다. 또한, 코로나19에 대한 효과적인 대응을 하여 일상의 자유를 되찾기 위해서는 코로나의 표적 부위와 이에 따른 감염기전을 명확하게 알아야 할 것입니다

2021년 7월, 한국 기초과학연구원, 혈관 연구단, 전북대학교 감염내과로 구성된 '코로나19 대응 공동연구팀'이 코로나바이러스의 복제 순간을 최초로 포착하고 초기 감염 및 증식의 주요 표적이 비강(코 안) 섬모상피세포임을 규명하고, 코로나바이러스 감염이 비강 섬모세포의 공기 접촉면에 결합하여 세포 내로 침투 후 복제·증식으로 이어진다는 내용의 연구논문이 100년 전통 세계적 의학연구학술지 '임상연구저널(Journal of Clinical Investigation, IF 11.864)'의 표지 논문에 실렸습니다.

외부 오염물질을 걸러내는 역할을 하는 콧속 섬모세포에서 코로나19 바이러스와 결합하는 수용체 단백질이 집중적으로 발견되었고, 경증 코로나19 환자의 경우는 8일 이내에 바이러스 증식을 멈추고 손상된 섬모세포가 빠르게 재생되며 건강을 회복하였다고 합니다. 이는, 기존에 코로나바이러스의 주요 감염 표적으로 여겼던 호흡기 점액분비세포와 구강 상피세포에는 코로나바이러스 수용체 단백질이 존재하지 않아 감염과 무관하다는 것을 의미하기도 합니다.

이러한 발견은 비강 점막면역이 코로나19 치료의 핵심임을 시사하는 바가 크다고 할 수 있습니다. 물론, 코(비강)와 입(구강)이 연결되어 있으므로 입을 통해 들어온 코로나바이러스도 코 안에서 증식하게 되므로 코만을 가린다고 해결될 일은 아니며 근본적으로 비강 면역계를 건강하게 하여야 할 것입니다.

요즘은 인위적으로 인체에 적합한 실내 온도를 맞추다 보니 실내 환경이 건조해지는 경향이 많아지는데, 이렇게 건조한 실내 환경은 체중의 50~60%가 수분으로 이루어진 사람의 체내에는 그리 이롭지 않은 환경이라 수 있습니다. 건조해지는 호흡기계를 돕기 위한 방편으로 수시로 물을 마셔주라고도 합니다만, 이러한 수분 섭취방법이 직접적으로 기관지와 폐를 적셔 주지는 못합니다.

그럼, 호흡기에 충분한 수분을 넣어주기 위한 방법으로 어떤 것이 있을까요?

예부터 동양의학에서는 호흡기에 도움이 되는 한약재를 훈증하여 폐에 흡입토록 함으로서 폐의 활성화를 돕고 혈액 순환을 원활히 하여 면역체계를 개선토록 하는 훈증요법을 한방외치법을 사용하여 왔는데, 이러한 훈증요법은 수증기를 이용하여 호흡을 하는 증기 흡입법(steam inhalation)을 치유에 적용한 것이라 할 수 있습니다.

일상에서도 경험해 볼 수 있는 증기흡입 방법으로는 포트나 물주전자로 물을 끓여 포르르 끓어오르는 김(증기)으로 조심스레 숨을 쉬거나 아니면 욕조에서 목욕이나 샤워를 할 때에 더운 물을 한참 동안 틀어 놓아 후덥지근한 수증기가 가득하게 하여 호흡을 하는 증기 흡입만으로도 기관지와 폐 등이 시원해지는 것을 느낄 수 있을 것입니다. 이러한 증기 흡입법은 물을 공기로 마시는 개념으로 호흡기에 수분을 공급하는 유일한 방법이 아닐까 합니다.

또한, 따뜻한 증기의 건강 효과에 대한 연구(E. Ernest, E. Pecho, P. Wirtz, T. Saredeth. 1989년)에서 사우나 목욕은 호흡기 감염의 위험을 낮추는 것으로 밝혀졌으며, 감기의 가장 흔한 원인인 라이노바이러스는 42℃에서 복제능력을 상실하기 시작하는 등 일부 바이러스는 열에 민감한 것으로 밝혀졌습니다.

따라서 더운 증기의 흡입만으로도 기도 자극을 완화할 뿐 아니라 비정상적인 점액과 공기 입자의 제거에도 긍정적 영향을 주며 콧속 바이러스를 섬멸하는 효과도 얻을 수 있으므로 증기 흡입법은 폐와 비강을 정화하는 데 효과적이라 할 수 있을 것입니다.

이러한 증기호흡에 저항훈련을 겸하고, 천년 침향의 효과를 더하면 코로나에 대처하는 최적의 프로그램이 되지 않을까 하는 것이 바로 토부의 생각입니다. 침향의 치유에너지가 적절한 증기온도와 호흡저항의 호흡훈련을 타고, 강화된 호흡근력과 늘어난 폐활량, 향상된 폐지구력 등으로 향상된 호흡기계를 더욱 훌륭하게 만들어 줄 것입니다.

다양한 치유효과를 구현하는 천년 침향!

기도의 컨디션을 유지하고 호흡 근육과 폐 면역력을 향상시키는 '침향 증기호흡 저항훈련'!

천년 침향과 증기호흡 저항운동을 병행할 수 있는 호흡근 강화장치의 조합은 폐기능 강화는 물론, 폐 기초대사량을 높여주는 역할을 하게 됩니다. 산소 유입이 증가하여 신진대사가 원활하게 되면 폐 면역기능과 항노화 기능이 향상되는데, 더불어 침향의 치유효과와 천년향기로 인한 스트레스 치유는 덤으로 따라옵니다.

위드 코로나에 대처하는 효율적인 방법 '천년 침향과 호흡근 강화장치의 증기호흡 저항훈련'

위드 코로나에 최적의 비책은 '천년 침향과 호흡근 강화장치의 증기호흡 저항훈련으로'

침향에 관한 주요 논문

- 침향 논문 -

침향관련 연구 자료가 미국 국립 보건원 (https://www.nih.gov)에 만도 무려 300편 이상이 실려 있습니다. 침향에 대한 연구가 어떤 방향으로 되고 있는 지, 어떤 연구 논문들이 있는지를 개괄적으로 살펴보는 의미로 논문제목을 발췌했습니다.

침향(Aquilaria agallocha)추출물의 항산화 활성 및 SK-MEL-5 세포독
　　성에 미치는 효과
The Effects on the Antioxidant Activity and the Toxicity of SK-
　　MEL-5 Cell of Aquilaria agallocha extract

BV2 미세아교세포에서 NLRP3 인플라마솜 경로의 뇌염증에 대한 침
　　향의 항염증 효과
Aquilariae Lignum Attenuates Neuroinflammation via NLRP3
　　Inflammasome Pathway

神枕香이 STRESS로 인한 우울증과 기억력 감퇴에 미치는 영향
Effect of Shinchim on Depression and Declining of Memory under Stress
慢性 腎不全에 대한 沈香의 臨床適用 報告

자외선A로 손상된 DNA의 회복과 DNCB에 의한 알러지성 접촉피부염에 대한 표고버섯과 침향 추출 혼합물의 효과

Effect of the aqueous extract of Aquilaria agallocha stems on the immediate hypersensitivity reactions

침향(Aquilaria agallocha) 줄기의 수성 추출물이 즉각적인 과민 반응에 미치는 영향

Antinociceptive and anti-inflammatory activities of Aquilaria sinensis (Lour.) Gilg. Leaves extract

침향 Aquilaria sinensis (Lour.) Gilg의 항통각 및 항염증 활성 . 잎 추출물

Endophytic actinomycetes isolated from Aquilaria crassna Pierre ex Lec and screening of plant growth promoters production

침향 (Aquilaria crassna Pierre ex Lec)에서 분리된 내생 방선균 및 식물 성장 촉진제 생산 스크리닝

Aquilaria spp. (agarwood) as source of health beneficial compounds : A review of traditional use, phytochemistry and pharmacology

침향 Aquilaria spp. (agarwood) 건강에 유익한 화합물의 원천: 전통적인 사용, 식물 화학 및 약리학에 대한 검토

Nine 2-(2-Phenylethyl)chromone Derivatives from the Resinous Wood of Aquilaria sinensis and Their Inhibition of LPS-Induced NO Production in RAW 264.7 Cells

침향 Aquilaria sinensis의 Resinous Wood에서 추출한 9개의 2-(2-Phenylethyl) chromone 유도체 와 RAW 264.7 세포에서 LPS로

유도 된 NO 생성 억제

Fungal diversity in wounded stems of Aquilaria malaccensis
침향 Aquilaria malaccensis의 상처 입은 줄기의 곰팡이 다양성

Antihyperglycemic activity of agarwood leaf extracts in STZ-
induced diabetic rats and glucose uptake enhancement activity
in rat adipocytes
STZ 유발 당뇨병 환자에서 침향 잎 추출물의 항고 혈당 활성 쥐 지
방 세포에서 쥐와 포도당 흡수 증진 활동

『성제총록(聖濟總錄)』과 『동의보감(東醫寶鑑)』의 침향 배오 처방 비교
연구

Fermentation with Aquilariae Lignum Enhances the Anti-Diabetic
Activity of Green Tea in Type II Diabetic db/db Mouse
침향 Aquilariae Lignum을 이용한 발효는 Type II 당뇨병 db/db 마우
스에서 녹차의 항 당뇨 활성을 향상

Molecular Docking and ADME Studies of Natural Compounds of
Agarwood Oil for Topical Anti-Inflammatory Activity
국소 항염증 활성을 위한 침향 Agarwood 오일의 천연 화합물의 분
자 도킹 및 ADME 연구

Antipyretic, analgesic and anti-oxidative activities of Aquilaria
crassna leaves extract in rodents
설치류에서 침향 Aquilaria crassna 잎 추출물의 해열, 진통 및 항산
화 활성

Genetic diversity and community of endophytic actinomycetes within the roots of Aquilaria crassna Pierre ex Lec assessed by Actinomycetes-specific PCR and PCR-DGGE of 16S rRNA gene

16S rRNA 유전자의 방선균 특이 PCR 및 PCR-DGGE에 의해 평가된 침향 Aquilaria crassna Pierre ex Lec 뿌리 내 내생 방선균의 유전적 다양성 및 군집

2-(2-Phenylethyl)chromone derivatives in artificial agarwood from Aquilaria sinensis

침향 Aquilaria sinensis에서 추출한 인공 침향의 2-(2-Phenylethyl) chromone 유도체

Four new bi-2-(2-phenylethyl)chromone derivatives of agarwood from Aquilaria crassna

침향 Aquilaria crassna의 agarwood의 새로운 bi-2-(2-phenylethyl) chromone 유도체 4 종

ANTI-INFLAMMATORY EFFECTS OF THE ETHYL ACETATE EXTRACT OF AQUILARIA CRASSNA INHIBITS LPS-INDUCED TUMOUR NECROSIS FACTOR-ALPHA PRODUCTION BY ATTENUATING P38 MAPK ACTIVATION

침향 AQUILARIA CRASSNA의 에틸 아세테이트 추출물의 항염증 효과가 P38 MAPK 활성화를 약화시켜 LPS 유발 종양 괴사 인자-알파 생성을 억제

In-Vivo and In-Vitro Anti-Inflammatory Activity of Aquilaria agallocha Oil

침향 Aquilaria agallocha 오일의 In-Vivo 및 In-Vitro 항염증 활성

An insight of pharmacognostic study and phytopharmacology of
Aquilaria agallocha

침향 Aquilaria agallocha의 약리학 연구 및 식물 약리학에 대한 통찰력

Aquilaria 속 식물 분포도에 근거한 沈香(침향)의 학명

The Scientific Name of 침향 Aquilariae Lignum based on
distribution of Aquilaria spp

Neuraminidase-inhibition Activity of Nodakenetin from Gongjin-
dan Fermented by Lactic Acid Bacteria

유산균으로 발효한 침향공진단으로 부터 분리한 Nodakenetin의
Neuraminidase 활성억제 효능

GC-MS Analysis of Chemical Constituents from Various Agarwood

GC-MS를 이용한 침향류의 성분 비교 연구

침향추출물 (Aquilaria Malaccensis Agarwood)의 지표 성분 분석 및 피부
효능에 대한 연구

Study on Marker Component and Skin Efficacy of Aquilaria
Malaccensis Agarwood Extract

Anti-arthritic activity of leaves and oil of Aquilaria agallocha

Aquilaria agallocha 잎과 기름의 항 관절염 활성

Aquilaria agallocha 심장 나무 오일과 Citrullus lanatus 종자 오일의 체외 항
균 연구

침향(沈香)의 산지와 무역에 근거한 기원 연구

내 몸을 살리는 시리즈 병이 없는 것이 건강한 삶이 아닙니다. 진짜 건강한 삶은 생명의 힘이 솟아나는 삶입니다. 예상치 못한 사고를 대비하기 위해 안전 수칙을 배우는 것처럼 '내 몸을 살리는 일'도 일상에서 실천할 구체적인 방법을 배워야 합니다. '내 몸을 살리는 시리즈'는 몸과 마음의 균형을 맞추고 진짜 건강한 삶을 살아가는 올바른 방법을 제안합니다.

침향에게 묻다 침향에게 듣다

초판 1쇄 인쇄 2022년 3월 20일
초판 1쇄 발행 2022년 3월 31일

지은이. 김동명, 이상건
펴낸이. 김태영

씽크스마트 미디어 그룹
서울특별시 마포구 토정로 222(신수동) 한국출판콘텐츠센터 401호 전화. 02-323-5609
웹사이트. thinksmart.media
인스타그램. @thinksmart.media
이메일. contact@thinksmart.media

•씽크스마트 - 더 큰 생각으로 통하는 길
'더 큰 생각으로 통하는 길' 위에서 삶의 지혜를 모아 '인문교양, 자기계발, 자녀교육, 어린이 교양·학습, 정치사회, 취미생활' 등 다양한 분야의 도서를 출간합니다. 바람직한 교육관을 세우고 나다움의 힘을 기르며, 세상에서 소외된 부분을 바라봅니다. 첫 원고부터 책의 완성까지 늘 시대를 읽는 기획으로 책을 만들어, 넓고 깊은 생각으로 세상을 살아갈 수 있는 힘을 드리고자 합니다.

•도서출판 사이다 - 사람과 사람을 이어주는 다리
사이다는 '사람과 사람을 이어주는 다리'의 줄임말로, 서로가 서로의 삶을 채워주고, 세워주는 세상을 만드는 데 기여하고자 하는 씽크스마트의 임프린트입니다.

•진담 - 진심을 담다
진담은 씽크스마트 미디어 그룹의 인터뷰형 홍보 영상 채널로 '진심을 담다'의 줄임말입니다. 책과 함께 본인의 일, 철학, 직업, 가치관, 가게 등 알리고 싶은 내용을 영상으로 만들어 사람들에게 제공하는 미디어입니다.

ISBN 978-89-6529-317-0 (03510)

ⓒ 2022 씽크스마트